实用临床麻醉技术与疼痛管理

邓伦童　张秋实　杜项荣　王　刚　赵小平　刘文文　主编

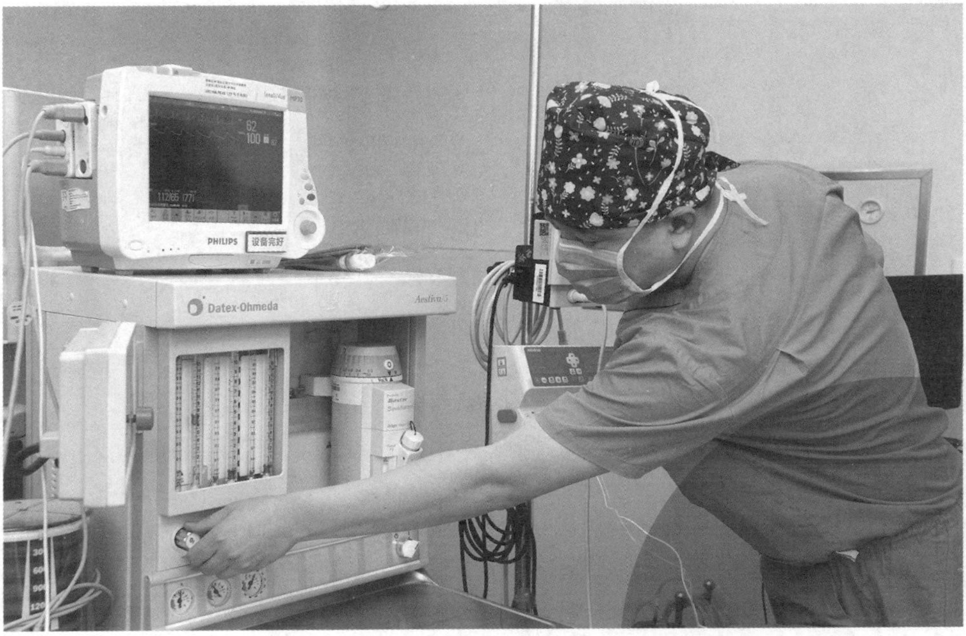

上海大学出版社

图书在版编目（CIP）数据

实用临床麻醉技术与疼痛管理 / 邓伦童等主编.
上海：上海大学出版社, 2024. 12. -- ISBN 978-7
-5671-5163-5

Ⅰ. R614；R441.1

中国国家版本馆CIP数据核字第2025VL3930号

责任编辑　李　双
封面设计　品雅传媒
技术编辑　金　鑫　钱宇坤

实用临床麻醉技术与疼痛管理

邓伦童　张秋实　杜项荣　王　刚　赵小平　刘文文　主编

上海大学出版社出版发行

（上海市上大路99号　邮政编码200444）

（https://www.shupress.cn　发行热线 021-66135112）

出版人　余　洋

*

山东品雅文化传媒有限公司排版

上海华业装璜印刷厂有限公司印刷　各地新华书店经销

开本 710mm × 1000mm　1/16　印张 9.75　字数 179 千

2024年12月第1版　2025年4月第1次印刷

ISBN 978-7-5671-5163-5/R · 89　　定价：98.00 元

编 委 会

主　编　邓伦童　江西省中西医结合医院

　　　　　张秋实　武汉科技大学附属天佑医院

　　　　　杜项荣　聊城市人民医院

　　　　　王　刚　泰安八十八医院

　　　　　赵小平　九江市第一人民医院

　　　　　刘文文　中国人民解放军陆军第八十集团军医院

副主编　冯丹丹　赤峰市医院

　　　　　杨麦巧　昆明医科大学附属延安医院

　　　　　马元平　昆明医科大学附属延安医院

　　　　　刘丽丽　昆明医科大学附属延安医院

　　　　　杨欣瑶　中国人民解放军北部战区空军医院

　　　　　马　琳　深圳市儿童医院

　　　　　刘渊龙　吉林省中医药科学院第一临床医院

　　　　　崔明月　吉林省中医药科学院第一临床医院

　　　　　李青山　栖霞市中医医院

　　　　　窦　玉　中国人民解放军北部战区总医院

编　委　黄立德　十堰市人民医院（湖北医药学院附属人民医院）

　　　　　王尚斌　南昌市人民医院（南昌市第三医院）

　　　　　赵　欣　长治医学院

　　　　　衣博龙　中国人民解放军北部战区总医院

　　　　　徐　洋　中国人民解放军北部战区总医院

　　　　　郑晶晶　中国人民解放军北部战区总医院

　　　　　苏　颖　四川大学华西医院

前　言

麻醉学是一门研究临床麻醉、生命机能调控、重症监测治疗和疼痛诊疗的科学，通常用于手术或急救过程中。随着临床医学的飞速发展，现代医疗条件和技术也不断提高，国内外临床麻醉学及疼痛学的发展也日新月异并逐渐成熟，研究范围也日益拓宽且更加系统规范。编者根据自身多年丰富的临床经验，并结合近年来中外临床麻醉专业领域内的最新进展，共同编撰了这部临床常用的麻醉学著作。

本书首先介绍了麻醉学与围术期监测、术前准备与麻醉选择等基础理论，然后重点讲解了临床各种麻醉方法的技术和麻醉要点，针对特殊患者的麻醉和镇痛技术也作了相关描述。本书内容翔实，重点突出，具有科学性、完整性、多样性等特点。适用于麻醉科医师、全科医师、临床研究生及其他相关人员使用。

由于编写内容较多、时间紧促，尽管在编写的过程中我们反复校对、多次审核，但书中难免有不足和疏漏之处，望各位读者不吝赐教，提出宝贵意见，以便再版时修订，谢谢。

编　者

2024 年 10 月

目 录

第一章

术前准备与麻醉选择

第一节　麻醉前的一般准备

麻醉前准备是根据患者的病情和手术的部位及方式有目的地进行的各方面准备工作，旨在提高患者的麻醉耐受力、手术安全性和舒适性，保证手术能够顺利进行，减少术后并发症，使患者术后恢复更迅速。对 ASA（American Society of Anesthesiologists）Ⅰ级患者，做好常规准备即可；对 ASAⅡ级患者，应维护全身情况及重要生命器官的功能，在最大程度上增强患者对麻醉的耐受力；对于Ⅲ、Ⅳ、Ⅴ级患者，除须做好一般性准备外，还必须根据个体情况做好特殊准备。

一、精神状态准备

多数患者在手术前存在着不同程度的思想顾虑，或恐惧或紧张或焦虑等心理波动。但过度的精神紧张、情绪激动或彻夜失眠，会导致中枢神经系统活动过度，扰乱机体内部平衡，可能造成某些并发疾病恶化。例如，高血压患者可能会因为血压剧烈升高而诱发心脑血管意外，严重影响患者对麻醉和手术的耐受力。为此，术前必须设法解除患者的思想顾虑和焦虑情绪，从关怀、安慰、解释和鼓励等方面着手，酌情恰当阐明手术目的、麻醉方式、手术体位，以及麻醉或手术中可能出现的不适等情况，用亲切的语言、良好的沟通技巧向患者做具体介绍，针对患者存在的顾虑和疑问进行交谈和说明，以减少其恐惧、解除其焦虑，取得患者信任，争取充分合作。对过度紧张而不能自控的患者，术前数日起即可开始服用适量神经安定类药，晚间给安眠药，手术日晨麻醉前再给适量的镇静催眠药。

二、营养状况改善

营养不良导致机体蛋白质和某些维生素缺乏，可明显降低麻醉和手术耐受力。蛋白质不足常伴有低血容量或贫血，对失血和休克的耐受能力降低。低蛋白血症常伴发组织水肿，会降低组织抗感染能力，影响创口愈合。维生素缺乏可致营养代谢异常，术中容易出现循环功能或凝血功能异常，术后抗感染能力低下，易出现肺部感染并发症。对营养不良患者，手术前如果有较充裕的时间且能口服者，应尽可能经口补充营养；如果时间不充裕，或患者不能或不愿经口饮食，应采用肠外营养，贫血患者可适当输血，低蛋白、维生素缺乏者除输血外，可给予血浆、氨基酸、白蛋白、维生素等进行纠正，使营养状况得以改善，增加机体抵抗力和对手术的耐受力，减少术后感染及其他并发症，促进伤口愈合，早日康复。

三、术后适应性训练

有关术后饮食、体位、大小便、切口疼痛或其他不适，以及可能需要较长时间输液、吸氧、胃肠减压、胸腔引流、导尿及各种引流等情况，术前可酌情将其临床意义向患者讲明，让患者有充分的思想准备，以取得配合。如果术前患者心理准备不充分、术后躯体不适、对预后缺乏信心，容易产生焦虑，加重术后疼痛等不适。可在完善的术后镇痛前提下，从稳定情绪入手，为患者提供有针对性的、有效的心理疏导。多数患者不习惯在床上大小便，术前需进行锻炼。术后深呼吸、咳嗽、咳痰的重要性必须向患者讲解清楚，使患者从主观上认识这一问题的重要性，克服恐惧心理，积极配合治疗，并训练正确执行的方法。疼痛是导致患者术后不敢用力咳嗽的一个主要原因，因此镇痛治疗十分重要。

四、胃肠道准备

择期手术中，除浅表小手术采用局部浸润麻醉者外，其他不论采用何种麻醉方式，均须常规排空胃，目的在于防止术中或术后反流、呕吐，避免误吸、肺部感染或窒息等意外发生。正常人胃排空时间为4~6小时。情绪激动、恐惧、焦虑或疼痛不适等可致胃排空速度显著减慢。有关禁饮、禁食的重要意义必须向患者本人或患儿家属交代清楚，以取得合作。糖尿病患者在禁食期间须注意有无低血糖发生，如出现心慌、出汗、全身无力等症状时，要及时补充葡萄糖和定时监测血糖。

五、膀胱的准备

患者送入手术室前应嘱其排空膀胱，以防止术中尿床和术后尿潴留；对盆腔或疝手术，排空膀胱有利于手术野显露和预防膀胱损伤。危重患者或复杂的大手术，麻醉诱导后均需留置导尿管，以观察尿量。

六、口腔卫生准备

生理条件下，口腔内寄存着 10 余种细菌，麻醉气管内插管时，上呼吸道的细菌容易被带入下呼吸道，在患者术后抵抗力低下的情况下，可能引起其肺部感染并发症。为此，患者住院后即应嘱咐患者早晚刷牙、饭后漱口；对患有松动龋齿或牙周炎症者，需经口腔科诊治。进手术室前应将活动义齿摘下，以防麻醉时脱落导致误吸入气管或嵌顿于食管。

七、输液、输血准备

对中等以上手术，术前应向患者及家属说明输血的目的及可能发生的输血不良反应、自体输血和异体输血的优缺点、可能经血液传播的疾病，征得患者及家属的同意并签订输血同意书。对于不能行自体输血者，检查患者的血型，做好交叉配血试验，并为手术准备足够的红细胞和其他血制品。凡有水、电解质或酸碱失衡者，术前均应常规输液，尽可能作补充和纠正，避免或减少术中心血管并发症的发生。

八、治疗药物的检查

病情复杂的患者，术前常已接受一系列药物治疗，麻醉前除要求全面检查药物治疗的效果外，还应重点考虑某些药物与麻醉药物之间可能存在的相互作用和不良反应。为此，对某些药物要确定是否继续使用、调整剂量再用或停止使用。例如，洋地黄、胰岛素、糖皮质激素和抗癫痫药，一般都需要继续使用至术前，但应核对剂量重新调整。对一个月以前曾较长时间应用糖皮质激素而术前已经停服者，手术中亦有可能发生急性肾上腺皮质功能不全危象，因此术前必须恢复使用外源性糖皮质激素，直至术后数天。正在施行抗凝治疗的患者，手术前应停止使用，并需设法拮抗其残余抗凝作用，以免术中出现难以控制的出血情况。患者长期服用某些中枢神经抑制药，如巴比妥类、阿片类、单胺氧化酶抑制药、三环类抗抑郁药等，均可影响对麻醉药的耐受性，或于麻醉中易诱发呼吸和循环严重并发症，故均应于术前停止使用。因 β 受体阻滞剂可减少围手术期心脏并发症，长期应用者，应持续用至手术当日。神经安定类药（如吩噻嗪类药氯丙嗪）、某些抗高血压药（如萝芙木类药利舍平）等，可能导致麻醉中出现低血压，有时甚至出现心肌收缩无力的情况，故术前应考虑是继续使用、调整剂量使用或暂停使用。如因急诊手术不能按要求停用某些治疗药物，则施行麻醉及术中相关处理时要非常谨慎。

九、手术前晚复查

手术前晚应对全部准备工作进行复查。如临时发现患者感冒、发热、妇女月经来潮等情况时，除非急症，手术应推迟进行。手术前晚睡前宜酌情给患者服用镇静催眠药，以保证其有充足的睡眠。

第二节　麻醉诱导前即刻期的准备

麻醉诱导前即刻期一般是指诱导前 10~15 分钟这段时间，是麻醉全过程中极重要的环节。在此期间要做好全面的准备工作，包括复习麻醉方案、手术方案及麻醉器械等的准备情况，应完成的项目见表 1-1，对急症或门诊手术患者尤其重要。

表 1-1　麻醉前即刻期应考虑的项目

患者方面	健康情况，精神状态，特殊病情，患者主诉及要求
麻醉方面	麻醉实施方案，静脉输液途径，中心静脉压监测途径等
麻醉器械方面	氧源，N_2O 源，麻醉机，监护仪，气管内插管用具，一般器械用具
药品方面	麻醉药品，辅助药品，肌松药，急救药品
手术方面	手术方案，手术部位与切口，手术需时，手术对麻醉的特殊要求，手术体位，预防手术体位损伤的措施，术后止痛要求等
术中处理方面	预计可能的意外并发症，应急措施与处理方案，手术安危估计等

一、患者方面

麻醉诱导前即刻期针对患者应考虑两方面的核心问题：①此刻患者还存在哪些特殊问题？②还需要做好哪些安全措施？

（一）常规工作

麻醉医师于诱导前接触患者时，首先需问候致意，表现关心体贴，听取主诉和具体要求，使患者感到安全、有依靠，对麻醉和手术充满信心。诱导前患者的焦虑程度各异，对接受手术的心情也不同，应进行有针对性的处理。对紧张不能自控的患者，可经静脉补注少量镇静药物。对患者的义齿、助听器、人造眼球、隐形眼镜片、首饰、手表、戒指等均应摘下，并记录在麻醉记录单上。明确有无义齿或松动牙，做好记录。复习最近一次病程记录（或麻醉科门诊记录），包括：①体温、脉率。②术前用药的种类、剂量、用药时间及效果。③最后一次进食、进饮的时间、饮食内容和数量。④已静脉输入的液体种类、数量。⑤最近一次实验室检查结果。⑥麻醉及特殊物品、药品使用协议书的签署意见。

⑦患者提出的专门要求的具体项目（如拒用库存血、要求术后刀口不痛等）。⑧若为门诊手术，落实手术后离院的计划。

（二）保证术中静脉输注通畅

保证术中静脉输注通畅需注意：①备妥口径合适的静脉穿刺针，或深静脉穿刺针。②按手术部位选定穿刺径路，如腹腔、盆腔手术应取上肢径路输注。③估计手术出血量，决定是否同时开放上肢及下肢静脉，或选定中心静脉置管，并测定中心静脉压或通过桡动脉穿刺测定动脉压或心功能。

二、器械方面

麻醉诱导前应对已备妥的器械、用具和药品等，再做一次全面检查与核对，重点项目如下。

（一）氧源与 N_2O 源

检查氧、N_2O 筒与麻醉机氧、N_2O 进气口的连接是否正确无误。检查气源压力是否达到使用要求：

（1）如为中心供氧，氧压表必须始终恒定在 0.343 MPa；开启氧源阀后，氧浓度分析仪应显示 100%。符合上述标准，方可采用。如果压力不足，或压力不稳定，或气流不畅者，不宜贸然使用，应改用压缩氧筒源。

（2）压缩氧筒满筒时，压力应达 15 MPa，在标准大气压和室温情况下其容量约为 625 L。

（3）如为中心供 N_2O，气压表必须始终恒定在 5.2 MPa 左右，不足此值时，表示供气即将中断，不能再用，应换用压缩 N_2O 筒源。

（4）压缩 N_2O 筒满筒时，压力约为 5.2MPa，约含 N_2O 215 L，在使用中其筒压应保持不变；如果开始下降，表示筒内 N_2O 实际含量已近耗竭，当压力降到 2.45 MPa，提示筒内的 N_2O 已只剩 100 L，若继续以 3 L/min 输出，仅能供气 30 分钟，因此必须更换新筒。

（5）空气源是调节氧浓度的必需气体，压力表必须始终恒定在 0.343 MPa。

（二）流量表及流量控制钮

流量表及其控制钮是麻醉机的关键部件之一，必须严格检查后再使用：①开启控制钮后，浮子的升降应灵活、恒定，表示流量表及控制钮的工作基本正常。②控制钮为易损部件，若出现浮子升降过度灵敏，且呈飘忽不能恒定状态，提示流量表的输出口已磨损或针栓阀损坏，出现输出口关闭不全现象，则应更换后再使用。

（三）快速充气阀

压力为 0.31～0.38 MPa 的纯氧从高压系统直接进入共同气体出口，其氧流量可高达 40~60 L/min。在堵住呼吸螺纹管的三叉接口的状态下，按动快速充气阀，如果贮气囊能迅速膨胀，表明快速充气能输出高流量氧，其功能良好，否则应更换。

（四）麻醉机的密闭程度与漏气

（1）压缩气筒与流量表之间的漏气检验。先关闭流量控制钮，再开启氧气筒阀，随即关闭，观察气筒压力表指针，如果指针保持原位不动，表示无漏气；如果指针几分钟内即降到零位，提示气筒与流量表之间存在明显的漏气，应检修好后再用。同法检验 N_2O 筒与 N_2O 流量表之间的漏气情况。

（2）麻醉机本身的漏气检验。接上述（三）的操作后，再启流量表使浮子上升，待贮气囊胀大后，在挤压气囊时保持不瘪，同时流量表浮子呈轻度压低，提示机器本身无漏气；如果挤压时贮气囊随即被压瘪，同时流量表浮子位保持无变化，说明机器本身存在明显的漏气，须检修好后再用。检验麻醉机漏气的另一种方法是：先关闭逸气活瓣，并堵住呼吸管三叉接口，按快速充气阀直至气道压力表值升到 30~40 cmH_2O 后停止充气，观察压力表指针，如保持原位不动，则提示机器无漏气；反之，如果指针逐渐下移，则提示机器有漏气，此时再快速开启流量控制钮使指针保持在上述压力值不变，这时的流量表所示的氧流量读数，即为机器每分钟的漏气量数。

（五）吸气与呼气导向活瓣

接上述（三）的操作，间断轻压贮气囊，同时观察两个活瓣的活动，正常时应呈一闭一启相反的动作。

（六）氧浓度分析仪

在麻醉机不通入氧的情况下，分析仪应显示 21%（大气氧浓度）；通入氧后应显示 30%~100%（纯氧浓度）。如果不符合上述数值，则提示探头失效或干电池耗竭，需更换。

（七）呼吸器的检查与参数预置

开启电源，预置潮气量在 8~10 mL/kg、呼吸频率为 10~14 次/分钟、吸呼比 1 ∶ 1.5，然后开启氧源，观察折叠囊的运行情况，同时选定报警限值，证实运行无误后方可使用。

需要注意的是，上述检查步骤通常用于既往较旧型号麻醉机的一般经验性检测。随着医学科技的迅猛发展，现代麻醉工作站已取代了传统意义上的功能简单的麻醉机。现代麻醉工作站的使用前检测方法请遵循不同型号和品牌的生产厂家推荐的开机检查程序、各医疗机构自身制定的操作流程和规范进行。

（八）麻醉机、呼吸器及监测仪的电源

检查线路、电压及接地装置。

（九）CO_2 吸收装置

观察碱石灰的颜色，了解其消耗程度，一般在碱石灰 3/4 变色时即作更换，以免造成 CO_2 蓄积。

（十）其他器械用具

其他器械用具检查，包括喉镜、气管导管、吸引装置、湿化装置、通气道、困难气道设备、神经刺激器、快速输液装置、血液加温装置等的检查。

（十一）监测仪

应在平时做好各种监测仪的全面检查和校验，于麻醉诱导前即刻期再快速检查一次，确定其功能完好无损后再使用。

三、手术方面

麻醉医师与手术医师之间要始终保持配合默契、意见统一，除共同对患者进行核对并签字外，要做到患者安全、麻醉满意和工作高效率。在麻醉诱导前即刻期，必须重点明确手术部位、切口、体位；手术者对麻醉的临时特殊要求、对术中意外并发症的处理意见，以及对术后镇痛的要求等。特别在手术体位的问题上，要与手术者取得一致的意见。为手术操作需要，要求将患者安置在各种手术体位，见表1-2。在麻醉状态下改变患者的体位，因重力的作用可能导致呼吸和循环等生理功能的相应改变，同时对脏器血流产生不同的影响；又因改变体位促使身体的负重点和支点发生变化，软组织承受压力和拉力的部位和强度亦随之而改变，由此可能导致神经、血管、韧带和肌肉等软组织损伤。在正常状态下，这些变化的程度均轻微，通过机体自身调节，一般均能自动纠正或适应；但在麻醉状态下，患者全部或部分知觉丧失，肌肉松弛无力，保护性反射作用大部消失或减弱，患者基本上已失去自我调节能力。因此，改变体位所产生的各种生理功能变化可转为突出，若不加以注意和及时调整，最终可导致缺氧、CO_2 蓄积、低血压、心动过速，以及神经损伤或麻痹等并发症，轻者增加患者痛苦，延迟康复；重者可致呼吸循环衰竭，以及身体的某部分功能丧失或不完整，甚至死亡。因此，手术体位是麻醉患者时的重要问题，麻醉医师对其潜在的危害性要有充分认识，具备鉴别能力，做到正确安置手术体位，防止发生各种并发症或后遗症。对手术拟采用的特殊体位，麻醉医师应尽力配合，但要求以不引起呼吸、循环等功能的过分干扰，以及神经、血管、关节、眼球等过分牵拉和压迫为前提。

表 1–2　手术常用体位及其名称

仰卧位	水平位；截石位；过屈截石位；胆囊垫升起位；头低斜坡位
头低屈膝位（屈氏体位）	头高斜坡位；甲状腺手术位
俯卧位	水平位；屈髋位；骨盆垫高位
侧卧位	右侧卧位；左侧卧位；右肾垫高位；左肾垫高位
坐直位	

第三节　麻醉选择

麻醉的选择取决于病情特点、手术性质和要求、麻醉方法本身的优缺点、麻醉者的理论水平和技术经验，以及设备条件等几方面因素，同时还要尽可能考虑手术者对麻醉选择的意见和患者自己的意愿。各种麻醉方法都有各自的优缺点，但理论上的优缺点还可因具体病情的不同，以及操作熟练程度和经验的差异，而出现效果上、程度上，甚至性质上的较大差别。患者对各种麻醉方法的具体反应也可因术前准备和术中处理是否恰当而有所不同。例如，硬膜外麻醉用于早期休克患者，在血容量已经补足或尚未补充的两种不同情况下，其麻醉反应则可迥然不同。因此，麻醉方法的具体选择必须结合患者病情及麻醉者的自身条件和实际经验，以及设备条件等因素进行全面分析，才能最终确定。

一、病情与麻醉选择

手术患者的病情是麻醉选择最重要的依据：①凡体格健康、重要器官无明显疾病、外科疾病对全身尚未引起明显影响者，几乎所有的麻醉方法都能适应，可选用既符合手术要求，又能照顾患者意愿的麻醉方法。②凡体格基本健康，但并发程度较轻的器官疾病者，只要在术前对其全身情况和器官功能进行适当改善，麻醉的选择也不存在大问题。③凡并发较重的全身或器官病变的手术患者，除应在麻醉前尽可能改善其全身情况外，麻醉的选择首先要强调安全，选用对全身影响最小、麻醉者最熟悉的麻醉方法，要防止因麻醉选择不当或处理不妥造成患者的病情加重，也需防止片面满足手术要求而忽视加重患者负担的倾向。④病情严重达垂危程度，但又必须施行手术治疗时，除尽可能改善全身情况外，必须强调选用对患者全身影响最小的麻醉方法，如局部麻醉、神经阻滞；如果选用全身麻醉，必须施行浅麻醉；如果采用硬膜外麻醉，应强调在充分补液扩容的基础上，分次小量使用局部麻醉药，切忌阻滞范围过广；为安全计，手术方式应尽可能简单，必要时可考虑分期手术，以缩短手术时间。

小儿配合能力差，在麻醉选择上有其特殊性。基础麻醉不仅可解决小儿不合作问题，还可使其安静地接受局部浸润、神经阻滞或椎管内麻醉；如果复合全身麻醉，可做到诱导期平稳、全身麻醉药用量显著减少。又因小儿呼吸道内径细小、分泌腺功能旺盛，为确保呼吸道通畅，对较大手术以选用气管内插管全身麻醉为妥。

针对老年人的麻醉选择，主要取决于其全身状况、老年生理改变程度和精神状态。全身情况良好、动作反应灵敏者，耐受各种麻醉的能力不比青壮年者差，但麻醉用药量应有所减少，只能用其最小有效剂量。相反，年龄虽不很高，但体力衰弱、精神萎靡不振者，麻醉的耐受力显著降低，首选局部麻醉或神经阻滞为宜，神经阻滞的麻醉效果往往比较好，全身麻醉宜作为最后选择。

二、手术要求与麻醉选择

麻醉的首要任务是在保证患者安全的前提下，满足镇痛、肌肉松弛和消除内脏牵拉反应等手术要求。有时手术操作还要求麻醉提供降低体温、血压，控制呼吸或肌肉极度松弛，术中施行唤醒试验等特殊要求。因此，麻醉的选择存在一定的复杂性。总的来说，对手术简单或病情单纯的患者，麻醉的选择无较大困难，选用单一的麻醉药物和麻醉方法，就能取得较好的麻醉效果。但对手术复杂或病情较重的患者，单一的麻醉方法往往难以满足手术的全部要求，其有可能会促使患者病情恶化。此时，有必要采用复合麻醉（也称平衡麻醉），即同时或先后使用多种麻醉药和麻醉方法，取每种麻醉药（方法）的长处，弥补短处，每种药的用量虽小，使得到的麻醉效果都能符合手术要求，且对病情的影响降到最小。复合麻醉在操作管理上比较复杂，要求麻醉者有较全面的理论知识和操作管理经验，否则也未必能获得预期效果，有时反而会造成不良后果。

针对手术要求，在进行麻醉选择时，应考虑以下六个方面：

（1）根据手术部位选择麻醉。例如，颅脑手术选用局部麻醉或全身麻醉；上肢手术选用臂丛神经阻滞麻醉；胸腔内手术采用气管内循环紧闭麻醉；腹部手术选用椎管内麻醉或复合肌肉松弛剂的全身麻醉；下肢手术选用椎管内麻醉；心脏手术选用低温体外循环下全凭静脉麻醉。

（2）根据肌肉松弛需要程度选择麻醉。腹腔手术、长骨骨折或某些大关节矫形或脱臼复位，都需要良好的肌肉松弛状态，可选臂丛阻滞、腰麻或硬膜外麻醉，或者全身麻醉并用肌肉松弛剂。

（3）根据手术创伤或刺激性大小、出血多少选择麻醉。胸、腹腔手术，或手术区邻近神经干或大血管时，手术创伤对机体的刺激性较大，容易发生血压、脉搏或呼吸波动。此时，无论采用何种麻醉方法，均宜辅加相应部位的神经或神经丛阻滞，如肺门神经丛、腹腔神经丛、肠系膜根部阻滞或肾周围脂肪囊封闭、神经血管周围封闭等。对复杂且创伤性很大或极易出血的手术，不宜选用容易引起血压下降的麻醉（如蛛网膜下腔阻滞），全身麻醉常较局部麻醉为合适。

（4）根据手术时间长短选择麻醉。1小时以内的手术，可用简单的麻醉，如局部麻醉、氯胺酮静脉麻醉、局部静脉麻醉或单次蛛网膜下腔阻滞等。长于1小时的手术，可选用长效局部麻醉药施行蛛网膜下腔阻滞、神经阻滞麻醉，或者连续硬膜外麻醉或全身麻醉。对于探查性手术，手术范围和手术时间事先难以估计时，则应做长时间麻醉的打算。

（5）根据手术体位选择麻醉。体位可影响呼吸和血液循环两个重要的生理功能，需用适当的麻醉方法予以弥补。例如，取俯卧或侧卧位时，应选用气管内紧闭麻醉、局部麻醉或硬膜外麻醉，不宜用蛛网膜下腔阻滞或硫喷妥钠麻醉。坐位手术时，应尽量选用局部麻醉等对循环系统影响小的麻醉方法。如需用全身麻醉，必须施行气管内插管，并采取相应的措施。

（6）考虑手术可能发生的意外选择麻醉。胸壁手术（如乳癌根治术）可能误伤胸膜而导致气胸，事先应做好吸氧和气管内插管的准备；食管手术有可能撕破对侧纵隔胸膜而导致双侧气胸，需有呼吸管理的准备。呼吸道部分梗阻或有外来压迫的患者，以选用清醒气管或支气管内插管为最合适。

三、麻醉药和麻醉方法选择

各种麻醉药和麻醉方法都有各自的特点、适应证和禁忌证，选用时必须结合患者的病情或手术需求全面考虑。原则上，尽量采用简单的麻醉方法，确有指征时再采用较为复杂的麻醉技术。

（一）全身麻醉

全身麻醉的首要目标是维持患者的健康和安全，提供遗忘、催眠（无意识）、无痛和最佳手术状态（如无体动现象）。麻醉医师通常会选用自己最为熟悉的全身麻醉方法，但最近Forrest等总结来自多个中心单位采用全身麻醉的资料表明，选用全身麻醉方法可发生某些不良反应，且其发生率具有统计学显著性差异。例如，高血压在芬太尼麻醉中较为常见；室性心律失常在氟烷麻醉中较为常见；心动过速在异氟烷麻醉中较为常见。采用中至大剂量芬太尼的全身麻醉组患者，术后至少需施行80小时的机械通气，而其他麻醉患者一般只需要7小时。一般认为，术后长时间机械通气可能带来不良后果。

（二）局部麻醉

现已确认，在某些临床情况下，局部麻醉的优势超过全身麻醉。例如，在老年患者中，髋关节成形术和前列腺摘除术选用椎管内神经阻滞麻醉，可降低深静脉血栓的发生率；在低位蛛网膜下腔阻滞下，充血性心力衰竭的程度减轻或较少发作；从 ICU 病房对危重患者施行长时间硬膜外腔镇痛的结果来看，器官功能的保留可较好，并发症发生率降低，死亡率也降低。但长期以来，人们认为局部麻醉操作耗时较长，技术不够熟练者尤其如此，且可能发生严重并发症。随着经验的积累，这些不足均可得到改善。

许多患者在术前主动提出希望“入睡”，如果麻醉医师理解为患者欲选用全身麻醉，并据此做出决定，现在看来并不一定恰当。长期以来，人们认为局部麻醉仅适合于少数场合，而全身麻醉几乎适用于任何手术，这也是明确的。现在已知，在区域阻滞麻醉下加用某些催眠药（如咪达唑仑、丙泊酚和芬太尼等），同样可使患者在局部麻醉下处于睡眠状态。

（三）术后镇痛

在充分评估病情的基础上拟订麻醉处理方案时，应考虑加用术后切口镇痛措施。近年来术后镇痛的优越性越来越受到肯定和重视。无论是在全身麻醉前先施行标准的区域阻滞麻醉，还是将区域阻滞麻醉作为全身麻醉的一部分，或是在区域阻滞麻醉基础上术后继续给予局部麻醉药阻滞，使患者在术后一段时间内仍处于基本无痛的状态，一般都可显著增加患者术后的安全性。Tverskoy 等指出，在区域阻滞麻醉下施行疝修补术，术后继续给予局部麻醉药进行术后镇痛，其效果比术后常规肌内注射阿片类药镇痛者更好，对患者十分有益。近年来，患者自控镇痛（Patient controlled analgesia，PCA）技术得以应用，PCA 的按压次数和药物用量可由患者自主调节。这样可以以最小的剂量达到最佳的效果，不良反应更小，避免了传统方法药物浓度波动大、不良反应大的缺点。

四、技术能力和经验与麻醉选择

麻醉医师在日常工作中，原则上应首先采用安全性最高且操作较为熟悉的麻醉方法。遇危重患者或无经验的大手术时，最好采用最熟悉且有把握的麻醉方法，有条件时在上级医师的指导下进行。在上述考虑的前提下，尽量采纳手术医师及患者对麻醉选择的意见。

第二章

吸入全身麻醉

第一节　吸入全身麻醉的基本概念

吸入全身麻醉是通过吸入麻醉药在中枢神经系统发挥药理作用完成的。正是吸入麻醉药特殊的理化性质，使吸入全身麻醉的实施有别于静脉全身麻醉。通过高精度的蒸发器，吸入药物随新鲜气体进入肺部，经过血液循环到达中枢神经系统。因此，整个实施过程包含了吸入药物的药代和药效动力学，以及药物在呼吸循环运输过程中的众多基本概念。

一、吸入麻醉药物相关的药理概念

挥发性麻醉药通常以气体的形式被摄入体内。其吸收、转运、代谢和清除过程，以及在中枢神经系统的作用，与其理化性质密不可分。

（一）蒸气压

挥发性麻醉药从液态转变为气态的过程受温度和气压的影响。当温度高于临界温度时，无论在多大的大气压下均呈气态。气态药物具有一定的蒸气压，当气态与液态达到平衡状态时，该蒸气压称为饱和蒸气压（saturated vapour pressure，SVP）。饱和蒸气压越大，麻醉药的挥发性越强。早期的吸入麻醉采用点滴面罩吸入的方式，依赖于乙醚或氯仿具有高挥发性的特点。目前的汽化蒸发器也是基于此原理，当新鲜气体如空气或氧气经过蒸发器时，带出的就是吸入药物的饱和蒸气。当吸入药物从液态挥发成气态时，会带走部分热量（潜热）导致吸入药物液态温度降低。由于饱和蒸气压会随温度降低而降低，因此输出的药物蒸气浓度也会随之减少。因此，汽化蒸发器的缺点在于需要温度补偿以确保药物输出量的恒定。

（二）溶解度

吸入麻醉药在血液和脑组织中的溶解度非常重要，它决定了药物通过肺泡-

毛细血管膜以及血-脑屏障的能力。溶解度可以用分配系数来衡量，如血/气分配系数、油/气分配系数等。分配系数是指在标准大气压、正常体温（如37 ℃）下，当气体弥散处于平衡相（即各分压差为零）时，在不同介质中的分布量的比值。血/气分配系数是指在正常温度条件下达到气相平衡时，挥发性麻醉药在血中的溶解物浓度与吸入浓度的比值。当吸入麻醉药进入肺泡后，只有溶解在血液中的药物才能进入循环；同样，在到达中枢神经系统后，只有溶解在脑组织中的药物才能发挥作用。因此，麻醉诱导和恢复的速度与药物吸收或清除的量没有关系，而是取决于其在肺泡或脑中的分压。具有高血/气分配系数的吸入麻醉药，在血液中的溶解度大，药物会持续不断地从肺泡中溶解在血液中，因此需要更长的时间才能使肺泡浓度（分压）和吸入浓度（分压）达到平衡（图2-1）。当达到稳态时，肺泡内的吸入药浓度可以理想的认为和脑中的吸入药物浓度相当，因此该药物的诱导和恢复速度较慢。理想的吸入麻醉药应该是血/气分配系数小，因而起效快。油/气分配系数与麻醉药的效能呈正相关。因为神经组织多由脂质组成，油/气分配系数大，意味着神经组织中分布的药物量多、药效强。由此可见，血/气分配系数越小，药物起效和恢复越快，但麻醉效能越低，需要更高的吸入浓度才能达到一定效用。

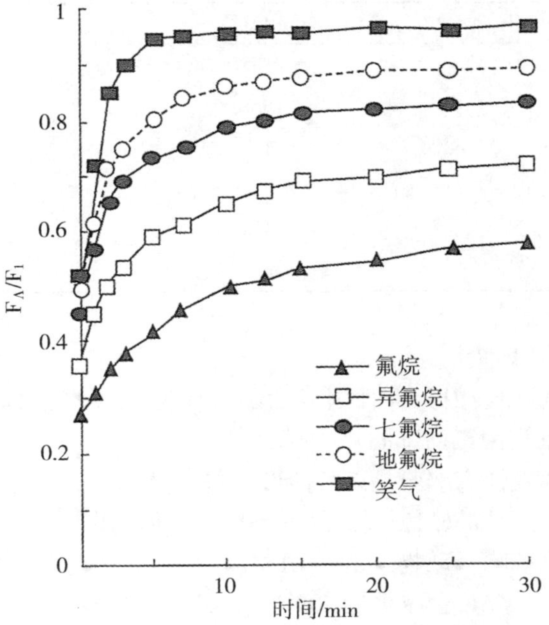

图 2-1　吸入麻醉药在肺泡中的浓度与吸入浓度随时间变化的比例关系

（三）麻醉效能

麻醉效能是一个相对性的概念。全身麻醉包括意识消失、无痛和制动等，所以每种麻醉药的效能实际上是对几种药效指标的综合，而非单指一种。吸入麻醉药可产生镇静催眠、镇痛和制动等作用，而制动是最容易测定的指标。1965 年，Eger 等引入最小肺泡浓度（minimum alveolar concentration，MAC）的概念，作为吸入麻醉药产生制动作用的指标。1.0 MAC 的定义为在标准大气压下，能使 50%的患者对手术刺激（如切皮）不产生体动反应的最小吸入麻醉药肺泡浓度。它代表的是一个群体中的平均浓度水平。需要明确的是，该 MAC 值仅用于衡量吸入麻醉药抑制伤害性刺激所引起的体动反应，这种反应是由脊髓介导而不是大脑。也就是说，吸入麻醉药对大脑的抑制作用是不能直接用 MAC 来反映的。吸入麻醉药引起的脑电图变化和制动之间没有明确的相关性。

吸入麻醉药另一个明确的效应为意识消失。其镇静效应可以表现为患者对指令无反应。通常采用苏醒 MAC 值（MAC-awake）来表示，即麻醉患者意识恢复到对指令有反应时的最小肺泡浓度。表 2-1 列出了常见吸入麻醉药的 MAC 和 MAC-awake，可以看出，MAC-awake 的变化程度小于 MAC。

表 2-1　成人常用吸入麻醉药的 MAC 和 MAC-awake

吸入麻醉药	MAC	MAC-awake
N_2O	105	65
氟烷	0.8	0.38
恩氟烷	1.7	0.5
异氟烷	1.2	0.36
七氟烷	1.8	0.67
地氟烷	6.5	2.6

1. 影响 MAC 的因素

人为定义的 MAC 会因为各种因素的影响而发生变化。如果忽略测量等因素，MAC 值会因下列因素而不同。

（1）体温：挥发性麻醉药是以气体形式进入体内的，在正常体温范围内其理化性质较为稳定，因而对 MAC 值的影响较小。但超出一定的温度范围，MAC 会受到温度变化的影响，动物实验表明 MAC 会随温度降低而降低。当体温从 38 ℃降低至 10 ℃，MAC 会减少近 50%。在 20~39 ℃范围内 MAC 呈直线变化，但低于 20 ℃，麻醉药的需要量几乎为零。但氧化亚氮则变化不大。具体的机制尚不明确，推断与挥发性麻醉药在脂质中的溶解度随温度降低而增加，从而增加在神经脂质膜中的含量有关。另外，可能与温度降低造成的代谢率降低有关。

（2）年龄：荟萃分析表明对于年龄大于 1 岁的患者，每增加 10 岁，吸入麻醉药的 MAC 值降低 6%，而氧化亚氮则降低 7.7%。同样 MAC-awake 也会随年龄增高而降低。目前，呼气末 CO_2 和体温已经成为麻醉的常规监测项目，很多麻醉机和气体监护仪均有 MAC 值的年龄校正值，这些监护仪需要输入患者的年龄，否则机器则根据默认年龄（40 岁）来计算 MAC 值。

（3）麻醉药物：最常见的是氧化亚氮对 MAC 的影响。吸入 60%的氧化亚氮可以不同程度地降低挥发性麻醉药的 MAC 值，如成人吸入 60%的氧化亚氮可以降低地氟烷的 MAC 值达 45%～53%，在老年人（>65 岁）中可降低 68%，而在儿童中可降低 22%～26%。研究表明，咪达唑仑和芬太尼等药物联合使用时，也可降低吸入麻醉药的 MAC 值。

（4）其他：代谢性酸中毒、贫血等可以降低 MAC；而甲状腺功能亢进和长期饮酒则可以增大 MAC。

2. MAC 对吸入麻醉的意义

（1）吸入麻醉深度的判断：MAC 用于判断麻醉深度是基于很多的假设，当吸入麻醉药在肺泡内的分压与中枢神经系统分压达到平衡时，即达到“稳态”，此时呼气末药物浓度可以代表其在中枢的浓度。通常情况下，脑的血流灌注很大，吸入一定量的挥发性麻醉药后约 15 分钟呼气末药物与肺泡、动脉血及脑即可达到平衡。Eger 等测量了氟烷在呼出气浓度与动脉血浓度之间的差值，认为当吸入药浓度与呼出气浓度的差值小于 10%时，呼气末与动脉血浓度的差值可以更小。因此，MAC 概念的贡献之一就是通过呼气末浓度来判断麻醉深度，即 MAC 值可用来反映量效关系。许多研究者用不同的数学统计方法来推算呼气末浓度与药效反应之间的关系，包括非线性逻辑回归（nonlinear logistic regression），这样推算出从 50%到不同百分数的预测概率，如 95%患者不发生体动时的 MAC 值。但其缺点是应用 MAC 值的倍数或分数无法得出相应的概率，临床上也很难连续测定药物的效应。针对不同的药物效应，临床上也提出了不同的 MAC 效应值。如上文提到苏醒 MAC 值（MAC-awake），为亚 MAC 范围，MAC-awake50 是指 50%患者面对简单的指令能睁眼时的肺泡气麻醉药浓度；MAC-awake95 是指 95%患者面对简单的指令能睁眼时的肺泡气麻醉药浓度，可视为患者苏醒时脑内麻醉药分压。不同麻醉药的 MAC-awake 与 MAC 的比值均为 0.4（表 2-1）。MAC-intubation50 是指吸入麻醉药使 50%患者插管时或插管后不发生肢体活动所需要的最小肺泡气麻醉药浓度；MAC-intubation95 是指使 95%患者插管时或插管后不发生肢体活动所需要的最小肺泡气麻醉药浓度。插管的刺激要强于切皮，在小儿，气管插管较切皮的 MAC 高 30%。MAC-BAR50 是超 MAC 范围，指 50%患者在切皮时不发生交感、肾上腺素等内分泌应激反应

（通过测定静脉血内儿茶酚胺的浓度）所需要的最小肺泡气麻醉药浓度，在临床上更为常用的是95%麻醉剂量，不同麻醉药的95%麻醉剂量基本上等于1.3 MAC；0.65MAC是较常用的亚MAC剂量，为大多数挥发性麻醉药与N_2O或其他静脉麻醉药、麻醉性镇痛药合用时所需的挥发性麻醉药浓度。

（2）吸入麻醉机制的研究：MAC的概念类似于量效关系，其量效曲线（图2-2）反映的是量化的累积群体剂量-反应曲线。切皮MAC量效曲线的斜率不同于苏醒MAC曲线的斜率，表明同一吸入麻醉药的不同作用位点。另一方面，对于个体与群体的曲线关系，同一浓度产生效应差异（阈值变化）而同一效应在不同个体中存在的浓度差异（敏感度变化），因此似乎可以推断，麻醉药的作用靶分子存在不同类型的离子通路或信号传递途径。

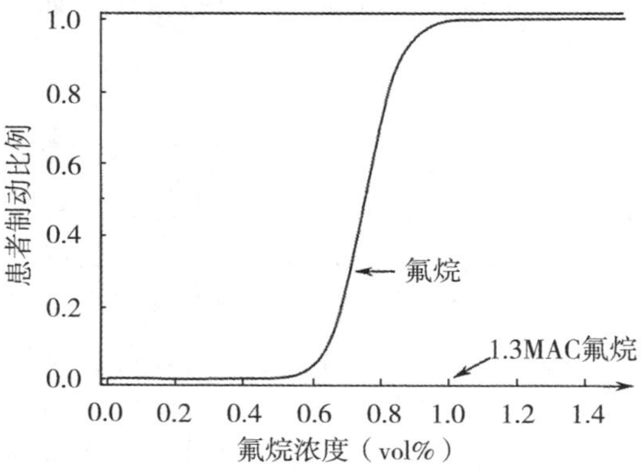

图2-2　不同浓度的氟烷与无体动患者比例的量效曲线

二、吸入麻醉药物在体内过程的基本概念

（一）吸入药浓度

吸入药浓度，也称为吸入药分压（fraction of inspiration，Fi）。挥发性麻醉药以气体形式通过压力梯度进入体内，经过蒸发器后进入体内前的原始浓度（或分压）为吸入药浓度。其主要由蒸发器和新鲜气体流量决定，两者为乘积关系。蒸发器设定的麻醉药浓度越高，输出的麻醉药浓度也越高；同样，新鲜气体流量越大，吸入药分压也越大。当新鲜气流量超过患者的分钟通气量时，蒸发器所指示的麻醉药浓度与吸入浓度基本一致；但如果分钟通气量大于每分钟气体总流量，由于受麻醉回路内呼出浓度的影响，实际吸入浓度则偏低。

（二）肺泡气浓度

肺泡气浓度（fraction of alveolar，Fa）是指吸入麻醉药进入体内后在肺泡内的终末浓度。麻醉药通过肺内交换进入血液循环，最终到达中枢神经系统。当麻醉达到平衡状态时，各组织内的麻醉药分压应该接近相同，且与肺泡内分压一致。肺泡气麻醉药浓度（Fa）接近吸入气麻醉药浓度（Fi）的速度，取决于麻醉药的吸入浓度和肺泡通气量。肺泡通气量越大，相当于洗入肺泡的气体量增大，可使肺泡气麻醉药浓度迅速上升（即 Fa/Fi 比值增大并迅速接近 1），因此可加速麻醉诱导。该过程类似于预充氧，其在短时间内（2 分钟）可使氧浓度提升至 95%。吸入浓度越大，麻醉药的分压差越大，向肺泡内扩散越快，达到平衡所需要的时间就越短。在诱导期间，增大吸入浓度和肺泡通气量均能使肺泡内的吸入药浓度快速升高。

（三）时间常数

时间常数是反映肺泡气浓度变化快慢的一个指标。在一定容积内的气体浓度，用另外的气体去改变其浓度所需要的时间，或者理解为以一定的新鲜气体流量灌注一定容量的容器，当容器中的气体有 63. 2%被新鲜气体所占据的时间，称为 1 个时间常数。因此，时间常数（min）= 容积（mL）/流量（mL/min），也即用新鲜气体替换该容积内气体所需要的时间指标，该常数的时间值通常取决于气体流量的大小。当达到 3 个时间常数时，容积内已有 95%的气体被新鲜气体混合占据（达到 7 个时间常数时容积内的新鲜气体占 100%），这可以看作完成吸入麻醉诱导时的洗入（wash-in）过程。在吸入麻醉诱导时，要考虑的容积包括麻醉机回路的空间以及全肺容量的空间，因此，建立有效的肺泡气麻醉药浓度的时间常数公式为：

$$时间常数=\frac{麻醉回路容积+全肺容积}{新鲜气流量-体内麻醉药摄取量}$$

如果麻醉回路容积和全肺容积以及体内摄取量已知，则时间常数与诱导时的新鲜气流量成反比。当流量从高变低时，时间常数明显延长。若需快速改变环路内或肺泡内麻醉气体的浓度（吸入麻醉加深或减浅）时，应增加新鲜气流量。肺部的功能残气量也是影响肺泡气浓度的一个重要因素。在肺泡通气量一定时，功能残气量越大，时间常数延长，肺泡气内麻醉药分压升高就慢，反之，升高就快。麻醉药溶解度越小、组织吸收量越少，其时间常数值越小，完成诱导时洗入过程所需的时间也就越少。哮喘和支气管炎能够延长时间常数；而成人呼吸窘迫综合征（acute respiratory distress syndrome，ARDS）则能缩短时间常数。

（四）浓度效应

吸入麻醉药浓度越高，肺泡内药物浓度上升越快的现象称为浓度效应。由于吸入麻醉药的溶解度较大，导致更多的麻醉药以溶解的形式通过肺泡进入血液，麻醉药被摄取后，单位时间内在肺泡中存留的麻醉药浓度就会随之减少，Fa/Fi 减小，直到新一轮呼吸补充吸入麻醉药进入肺泡。摄取量越大，Fa/Fi 就越小，反之，摄取量越小，Fa/Fi 越大。更重要的意义在于，如果吸入药浓度较低，尽管绝对摄取量较小，但肺泡内麻醉药浓度下降程度更大。如图 2-3 所示，氟烷从肺泡转运到肺泡毛细血管。假设肺泡的单个容量为 100 mL，1 mL 的氟烷，9 mL 的 O_2。氟烷的初始浓度为 10%，当有一半的氟烷（0.5 mL）转运之后，氟烷的肺泡浓度在下一次呼吸之前下降为 5%；同样，当氟烷容积为 8 mL，O_2 为 2 mL 时，氟烷的初始浓度为 80%，当有一半的氟烷（4 mL）转运之后，氟烷的肺泡浓度在下一次呼吸之前下降为 66%。这说明吸入浓度越高，肺泡浓度增加的速度越快。

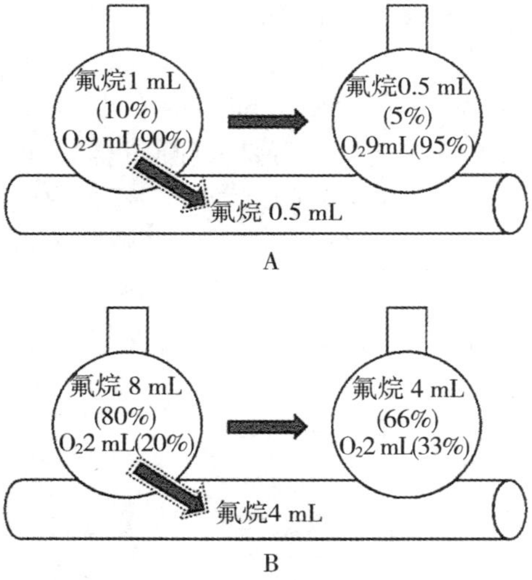

图 2-3 浓度效应模拟图

（五）第二气体效应

影响浓度效应的因素同样也影响着同时吸入的麻醉气体。第二气体效应（second gas effect），即同时吸入氧化亚氮（第一气体）和另一种吸入麻醉药（第二气体）时，由于氧化亚氮被摄取进入血液，第二气体在肺泡中的浓度会因此增加的效应。通常情况下，第一气体在肺泡中的浓度较高，转运入血液的量较大，在肺泡内可产生类似“负压”的效果，引起吸气量增加，以补充被摄取的容积。这种被动的补偿机制可以加速吸入麻醉药进入肺泡，从而提高其在肺泡中的浓度。此外，浓度效应也是产生第二气体效应的因素之一。因此，在麻醉诱导过程中使用氧化亚氮会加速诱导。第二气体效应对于溶解度较大的吸入药（如氟烷），其效应要比溶解度较小的（如七氟烷）更为显著。虽然从理论上认为，在麻醉恢复时使用氧化亚氮会加快苏醒时间，但对这种所谓的“反第二气体效应（reversed second gas effect）”仍存在一定争议，不同的实验方法、患者选择不同的吸入麻醉药等会导致不同的结果。

1. 影响吸入麻醉药摄取转运的因素

虽然越来越多的证据表明吸入麻醉药的作用部位在脊髓水平，但出于讨论的方便，人们仅笼统地把药物的作用部位认为在大脑。药物离解状态的分子浓度是作用于中枢神经系统的关键。因此，吸入药物从肺泡转运到中枢神经系统会受到如下因素的影响。

（1）血气分配系数：如果吸入药的血/气分配系数较低，则表明单位时间内有更少的药物分子转运到肺毛细血管。其意义比油/气分配系数低的药物 MAC 值大更为重要。

（2）血流灌注：血流灌注多的组织，药物运送的量也大，其分压也越大。麻醉药的摄取主要包括药物迅速洗入肺的功能残气量，然后向组织扩散。组织摄取的速率不仅与血流灌注有关，而且受药物溶解度和组织容积的影响。

（3）通气量：通气量增加可以洗入更多的麻醉药，尤其是在刚开始吸入时，Fa/Fi 会上升很快。当肺内逐渐充满吸入药物时，药物的溶解度大小会对 Fa/Fi 产生对抗。溶解度大的吸入药会使 Fa 减少，此时增大通气量能及时补偿被摄取的药物。

（4）浓度梯度：药物扩散与浓度梯度成正比。如果蒸发器开启浓度越大，药物从肺泡到血液的速度会越快。与周围组织的浓度梯度大，向外周扩散的药量就越大。但扩散的速率与组织的分配系数有关，即与组织的亲和力有关。某个组织中药物分压随时间的改变受灌注和扩散的影响。当达到平衡时，各组织间的分压相等，但达到平衡的时间会很长。经过快速摄取后，药物在组织间的扩散就显得尤为重要，特别是在麻醉恢复期，由于药物在组织间的扩散速率是一定的，这就是不同吸入麻醉药的 MAC 切皮差异大，而 MAC-awake 差异小的原因。

（5）心排血量：也是影响血流灌注的主要因素。心排血量减少，血流灌注减少，输送到组织中的药物减少。但是由于脑血流具有自主调节功能，即其血流灌注并未减少，而从肺摄取的药量是不变的，这样单位时间里转运到脑组织中的药量反而是增加的，因此诱导更迅速。

（6）其他：如肺泡跨膜速率。麻醉药物通过肺泡毛细血管跨膜转运至血液循环。当肺泡膜出现增厚、水肿、纤维化和面积减少等因素时，跨膜转运的麻醉药摄取将会减少。此外，麻醉药物跨膜转运的速率也与药物分子量的平方根成反比（Graham 定律），分子量越大，跨膜转运速度越慢。

三、吸入全身麻醉的特点

尽管静脉全身麻醉的理论与实践在近年得到了不断的更新和完善，但目前吸入全身麻醉仍然在全身麻醉中占有较大的比例。其简便、安全的特点一直受到很多麻醉科医师的青睐。

（一）吸入麻醉药的药效作用全面

从乙醚吸入麻醉开始，吸入麻醉药的药效作用即较为全面。单一使用吸入麻醉药就可以达到遗忘、无痛甚至肌肉松弛的理想麻醉状态。尽管在实际临床应用中很少单一使用吸入麻醉药来完成麻醉，但其全面的药理效应一直占有优势。现有的研究表明，吸入麻醉药通过多种途径作用于中枢神经系统，如干扰突触前神经末梢释放神经递质来阻断突触传递，改变神经递质的再摄取，改变突触后受体结合部位，或者影响激活突触后受体的离子转导等。直接作用或通过产生第二信使间接作用于神经元胞浆膜均是可能的相关机制。其中，蛋白受体假说较能说明吸入麻醉药药效曲线陡直的特点。GABA 受体假说认为，吸入麻醉药能够激活和超极化细胞膜，并抑制钙离子和谷氨酸通道，从而阻止神经递质的释放。这些可能的作用机制与其他镇静、镇痛药的作用机制有共同之处，这提示吸入麻醉药的作用具有镇静、镇痛等较为全面的效应。

近期的研究表明，一些吸入麻醉药具有预处理（preconditioning）特性，能够保护心脏免受缺血再灌注损伤，对于那些围术期心脏高风险的患者具有一定的心肌保护作用。2007 年，美国心脏病协会首次建议，在非心脏手术的麻醉维持中使用吸入麻醉药对有心肌缺血风险的患者有益。但是，预处理的效能与给药的时间和时长相关，且心肌保护的分子机制尚未明确。虽然目前这种器官保护作用仅限于心脏，但一些研究提示，吸入麻醉药可能对肾脏、肝脏、肺脏和脑等器官具有潜在的保护作用。

（二）吸入麻醉的给药途径简便易行

现代吸入麻醉通过麻醉机中的蒸发器随新鲜气流由患者的呼吸道进入。无论是采用气管插管还是置入喉罩，只需保证气道通畅和通气正常，吸入麻醉的实施非常简便易行。只需开启蒸发器并调整至相应的浓度，就可以迅速实施麻醉。尤其是对于不易或无法建立静脉通路的患者（如婴幼儿或重度病理性肥胖等），吸入全身麻醉具有明显的优势。此外，在有些椎管内麻醉或区域阻滞效果欠佳时，可以置入喉罩辅助吸入麻醉以达到完善的麻醉效果。

静脉给予吸入麻醉药一直处于研究阶段。直接注射挥发性麻醉药可迅速引起低血压、酸中毒、缺氧、束支传导阻滞、肺水肿甚至死亡。但是，在动物实验中，注射乳化的异氟烷能够成功诱导麻醉，而且恢复速度比丙泊酚更快。给兔静脉注射乳化恩氟烷、异氟烷和七氟烷没有血流动力学方面的副作用，并且可以产生类似挥发性麻醉药的早期和晚期预处理效应。

（三）吸入麻醉易于调控

吸入麻醉药通过肺部交换进入体内，通过控制吸入麻醉药的摄入量，即可方便调节麻醉深度，从而完成麻醉的诱导、维持和苏醒。

1. 吸入麻醉的分期

1937 年，Guedel 提出了经典的乙醚麻醉分期，该分期是以意识、痛觉消失，反射抑制，肌肉松弛以及呼吸循环抑制的程度为标准。目前较为统一的吸入麻醉分期包括：

第一期（镇痛期）：全身麻醉诱导开始至患者意识完全消失，此期患者痛觉、触觉、听觉消失，但反射存在，肌张力正常。

第二期（兴奋期）：表现为神经脱抑制兴奋的特点，对伤害性刺激的反应增强。临床表现为吞咽、呕吐、喉痉挛、高血压、心率增快、不能控制的体动反应、瞳孔扩大、不能凝视、呼吸不规则及屏气等。诱导期间需要快速通过该期。

第三期（手术麻醉期）：达到一定的麻醉深度，双目凝视、瞳孔收缩、呼吸规则、血压平稳和肌肉松弛。麻醉深度能够满足手术疼痛刺激，且不引起躯体反射或有害的自主反应。

第四期（延髓麻痹期）：麻醉深度过深、呼吸停止、瞳孔散大、低血压，逐渐加重导致循环衰竭。此期的麻醉深度必须立即减浅。

现代吸入全身麻醉由于肌松药的应用，肌松和呼吸抑制的程度已经不能作为判断麻醉深度的标准，在临床上已经较难观察到上述典型的吸入麻醉分期。

2. 麻醉诱导

目前大多数患者的诱导方式是静脉诱导，主要基于两方面原因，一是除七氟烷和地氟烷外，其他常用的卤化吸入麻醉药的血气分配系数较大，起效较慢；另一方面，吸入麻醉药有一定的异味且对呼吸道具有一定的刺激性，诱导时难以让患者接受。尽管如此，采用吸入麻醉药诱导仍是一种好的选择。尤其对于婴幼儿，可以让他们在家人的怀里拿着带香味的面罩（以减少药物刺激），通过几次深呼吸即可使意识消失。

3. 麻醉维持

在麻醉维持中，吸入药物随新鲜气体不断进入，通过浓度梯度由肺进入中枢神经系统发挥麻醉作用。因此只要开启蒸发器至临床合适的浓度即可维持良好的麻醉深度，并且通过调整蒸发器浓度以满足不同手术刺激的需要。如果具备麻醉气体监测的条件，麻醉科医师可以更加明确吸入麻醉药的浓度变化，以利于对麻醉维持的调控。

4. 麻醉苏醒

由于吸入麻醉药在体内分解代谢较少，大多数可经气道以原形排出。当关闭蒸发器停止吸入药，通过新鲜气流的“洗出”（wash-out）可以让麻醉药经气道排出，减浅麻醉让患者苏醒。

第二节　吸入全身麻醉的实施方法

一、吸入麻醉方式的分类

（一）按麻醉通气系统分类

麻醉通气系统也称为麻醉回路，是指将麻醉气体从麻醉机传输到患者呼吸系统的设备。其包括贮气囊、呼吸管路和减压阀，支持保留患者自主呼吸、间歇正压通气等呼吸模式。麻醉回路的设计必须确保患者可获得满意的通气且不能增加呼吸功和无效腔量。同时，麻醉回路的设计要能够清除患者排出的 CO_2，以避免因 CO_2 的重复吸入而引起高碳酸血症。重复吸入的程度取决于呼吸回路的设计、通气模式、新鲜气流量和患者呼吸系统的情况。当新鲜气流量大于肺泡气量或在回路中设有 CO_2 吸收罐时，可有效清除回路中的 CO_2。

按照呼吸气体与大气的接触方式、重复吸入程度，以及有无贮气囊和 CO_2 吸收装置，可以将麻醉通气系统分为开放式、半开放式、半紧闭式及紧闭式四种类型（表 2-2）。也可以根据有无重吸入，简单分为无重吸入系统（non-rebreathing system）和重吸入系统（rebreathing system）。

1. 开放式系统

常见于点滴乙醚或氯仿开放吸入麻醉。将乙醚滴在含有数层纱布的面罩上供患者吸入。该类型系统呼气通向大气，且不再被吸入，所以呼吸阻力小，不易产生 CO_2 蓄积，比较适宜婴幼儿麻醉。但该类型系统麻醉药消耗较多，手术室内的空气污染严重。

2. 半开放式系统

呼气通向大气，吸气主要由供气装置供给新鲜气流。1954 年，Mapleson 根据系统有无活瓣、储气囊及新鲜气流的入口位置，将此系统分为 A、B、C、D、E、F 六种类型。如图 2-4 所示。

表 2-2　按通气系统分类吸入麻醉方法及其特点

系统	与大气的关系		重复吸入	CO_2 吸收罐	贮气囊	气体
	吸气	呼气				
开放式	空气进入	排向空气	无重复吸入	无	无	空气
半开放式	部分空气进入	全部排向空气	无重复吸入	无	有	空气
半紧闭式	无空气进入	部分排向空气	部分重复吸入	有	有	O_2/N_2O
紧闭式	无接触	无接触	全部重复吸入	有	有	O_2/N_2O

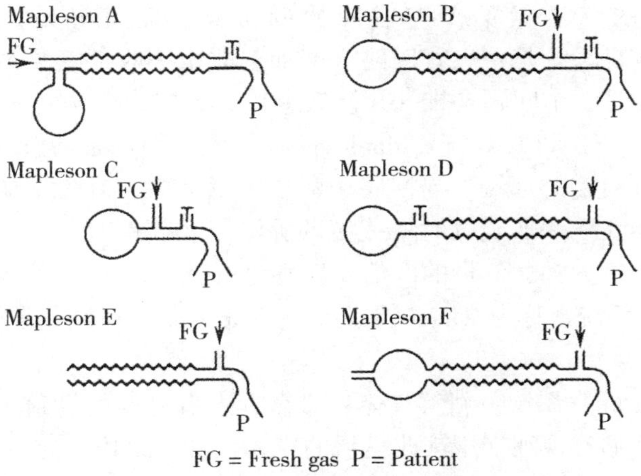

图 2-4　Mapleson 通气系统

（1）MaplesonA 系统：又称为 Magill 通气系统，是一种目前仍在使用的半开放通气系统。20 世纪 30 年代，由 Ivan Magill 设计，特别适合在自主呼吸情况下使用。新鲜气流从麻醉机气体出口流入，呼气的活瓣靠近患者端以减少无效腔。在非自主呼吸情况下，呼吸周期有三相：吸入相、呼气相和呼气暂歇期。当患者开始吸气时，气流从贮气囊（约 2 L）吸入患者体内。呼气相时，通气管中混合了呼出的无效腔气和新鲜气流。当无效腔内的气体经管道流向储气囊时，与此同时，新鲜气流也从供气装置流入储气囊。随着呼气的延续，管道内的压力增大，导致放气活瓣开放，使肺泡内的气体优先呼出。在呼气暂歇期，新鲜气体不断进入，也会将剩余的肺泡气排出体外。在新鲜气流量足够大的情况下，储存在管道内的肺泡气在下一次吸气相之前就被完全排出，从而避免了重吸入。但是，如果新鲜气流量不大，无效腔通气仍滞留于管道中，下一个自主吸气开始时，患者首先吸入管道内的无效腔气体，接着吸入储气囊内储存气体及新鲜气流。因此，调节新鲜气体流量可以在吸气开始时保证通气管路中仅有新鲜气体。所以，在没有 CO_2 吸收罐的通气系统中且没有漏气的情况下，新鲜气体流量等于或大于患者的肺泡分通气量才不会造成重吸入。

在控制呼吸的情况下，Magill 系统会引起废气增加且通气效率降低。吸气时需要挤压储气囊才可使新鲜气流进入肺内，呼气时无效腔气和肺泡气会进入贮气囊。下次吸气时，由于未能及时有效地排出，气流就混合了新鲜气体、无效腔气和肺泡气再次进入肺内，致使重复吸入。因此，在控制呼吸的情况下，要延长呼气时间，增大潮气量及增加新鲜气流量才能保证有效的气体交换。研究证明，新鲜气流量必须是通气量的 3 倍（约 12~15 L）才能保证有效的气体供应。这样大的气流量不仅造成麻醉的浪费，而且导致废气排放增加。Mapleson A 的改良系统是在患者回路末端加上非重吸收活瓣来取代之前的排气活瓣。A 系统的另一个问题是排气孔接近患者。故排放废气很不方便。

（2）Mapleson B 和 C 系统：Mapleson B 系统的特点是新鲜气体入口离患者很近，但在呼气活瓣的远端。当回路中的压力增大时，呼气活瓣打开，肺泡气和新鲜气流出。在下一次吸气时，残留的肺泡气和新鲜气被吸入。因此，只有新鲜气流量大于每分钟通气量的两倍才能避免重吸入。

Mapleson C 系统也称为 Water's 回路。与 Mapleson B 系统非常类似，但主通气管道更短。

（3）Mapleson D 系统：新鲜气体入口靠近患者，排气管道很长，呼气活瓣和贮气囊均在远端。现在多用其改良后的模式，称为班氏回路（Bain's circuit）。这是一种同轴的呼吸回路，仍用于小儿麻醉，由 Bain 和 Spoerel 于 1927 年研制成功。新鲜气体从螺纹管中间细的内管中流入，外管的管壁通常是透明的，以便观察内管的连接有无脱落，保证内管的畅通。班氏回路的作用和 T 管相同，主要的区别在于新鲜气体从内管流入。在吸气时，患者从内管中吸入新鲜气体，呼出气进入贮气外管道，虽然新鲜气流也同时进入系统，但被呼出气所混合。在呼气暂歇期新鲜气体从内管将呼出气洗出管道，并充满贮气管以供下一次吸气。自主呼吸时，新鲜气流量为 200~300 mL/kg；控制呼吸时，新鲜气流量可以仅为 70 mL/kg 即可以维持正常的 CO_2 水平。体重小于 10 kg 的新生儿，新鲜气流量需 2 L/min；体重在 10~50 kg，新鲜气流量需 3.5 L/min。

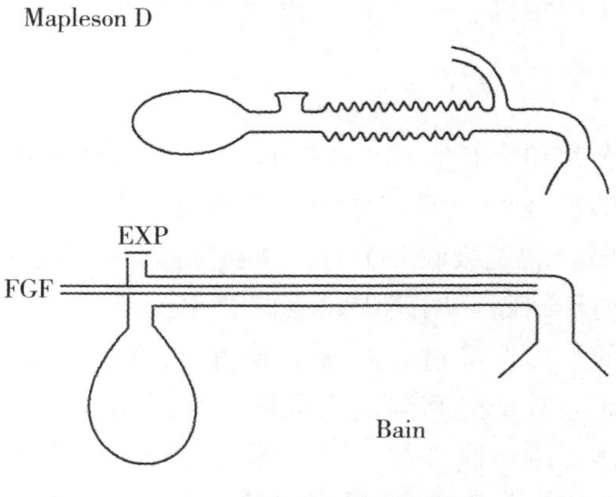

图 2-5 半紧闭式呼吸回路

班氏回路的优点在于结构简单，自主呼吸和控制呼吸均可方便使用。其呼气阀远离患者，呼出气可以很容易地从呼气阀排出，且外管中的呼出气可以对新鲜气体进行加温，因此尤其适用于小儿麻醉。但其缺点在于需要较高的新鲜气流量，而且需要时刻注意内管是否连接完整，一旦脱落或损坏，整个管路将成为无效腔，会造成严重的低通气。因此，检查回路的完整性非常重要。可以采用以下方法进行检查：堵住回路的患者端，快速充气后使贮气囊充满，然后放开回路，氧气就会冲入回路内。如果回路完整，文丘里效应（venturi effect）会使回路内压力下降，贮气囊缩小。如果内管漏气，新鲜气就会进入呼气外管，贮气囊则保持膨胀状态。

（4）Mapleson E 和 F 系统：Mapleson E 系统是 T 管的一种，新鲜气体入口靠近患者端，没有贮气囊，也没有呼气活瓣。呼气螺纹管就像一个储气囊，吸气期流入新鲜气流；在呼气期储存呼出的气体。呼气停止时，螺纹管内流入新鲜气流以备下一次吸气时吸入。新鲜气体流量必须是每分钟通气量的 3 倍才能避免重吸入。目前最常用的是 Ayre T 管的改良型。

Mapleson F 系统是 Jackson-Rees 改良 T 管，也无活瓣，在呼气末端附有贮气囊，囊尾部开放通向大气。从 T 管送入的麻醉混合气体应为患者每分钟通气量的 2~3 倍才可无重吸入。通过尾端的贮气囊可以观察自主呼吸的情况。间歇正压通气可以通过封闭贮气囊尾部开口同时挤压贮气囊来实现，呼气时放开尾端开口，通过贮气囊控制气流阻力，即单手可行控制呼吸。这种 T 管呼吸阻力小，但因气流量大，气道容易干燥。贮气囊的容量约等于患者的潮气量，如果容量太大可产生重吸入，太小则会引起气流量不足。

T 管的优势在于简便廉价、没有活瓣、无效腔量最小及呼吸阻力最小。缺点主要在于需要气体流量高，贮气囊可能会增加呼吸阻力。因此，T管较适合用于20 kg以下的儿童。

3. 半紧闭式系统

半紧闭式系统有时和半开放式系统难以区分。半开放式气道易干燥，热量丧失多，麻醉气体消耗较大。而半紧闭式是指呼出气体的一部分排入大气中，另一部分通过CO_2吸收装置吸收CO_2后，再重新流入吸入气流中。因此，半紧闭式系统通常采用循环回路，回路中设有两个单向活瓣，使回路中气流单向流动。由于每次呼出的气体均经过CO_2吸收装置，CO_2潴留的可能性比半开放式系统更小。目前，大多数全能麻醉机均配置了半紧闭式通气系统。吸气全由麻醉环路供应新鲜气体，减压阀开放，呼气部分排放至大气或排气管中。在自主呼吸的情况下，只要将储气囊旁边的溢气活瓣开启，增加O_2的流量，即可进行半紧闭式吸入麻醉。在控制呼吸时，可将O_2流量调节至大于2 L/min。超过逸气阀压力即可使剩余气体逸出，因此半紧闭式回路也是部分重吸入式。高流量的新鲜气体便于使用回路外的蒸发器，麻醉开始时使用高流速的新鲜气体可将高浓度的挥发药物带入呼吸回路，因此达到平衡的时间很短。而在麻醉维持期间，可以减少流量维持麻醉药浓度。通常情况下，初始流量设置为2~3 L/min，维持时流量设定为0.5~1 L/min。半紧闭式系统的优点包括系统稳定性好，吸入全身麻醉药浓度相对稳定，部分呼出气重复呼吸后可减少呼吸道水和热量丢失。尽管麻醉药消耗较半开放式少，但也会增加麻醉药的消耗和环境污染。尤其是呼出气中水分易凝集在活瓣叶片上，一旦瓣膜启闭不灵活，不仅会影响回路的顺应性，还可能使呼吸阻力增加，严重时甚至导致回路内气体不能单向循环，引起CO_2重吸入。

4. 紧闭式系统

紧闭式系统是目前大多数麻醉机使用的呼吸回路系统，也是重吸入式循环回路，于1926年由Brian Sword首先发明。其主要的特征包含CO_2吸收罐、呼吸囊、单向活瓣、新鲜气体入口以及减压阀（图2-6）。CO_2吸收罐通过螺纹管连接在患者侧。呼吸囊和减压阀的位置可以随CO_2吸收罐位置而变化。吸气时，呼气活瓣关闭，新鲜气体通过呼吸囊从吸入回路进入患者体内，麻醉药可以从回路内的蒸发器摄取进入回路。呼气时吸气活瓣关闭，呼出气体经CO_2吸收罐吸收后，余气均被患者再吸收，包括呼出的麻醉气体也可被再吸入而不流失至大气中。流入系统的新鲜气体补充患者的氧耗和麻醉气体的消耗。由于患者的呼气、吸气均在一个密闭的环路内进行交换，气体较为湿润，麻醉气体消耗较小，且很少污染室内空气。其缺点在于，如果流入的新鲜气体不能与患者的氧耗相匹配，就会造成系统流量过载或过空，从而使患者呼吸受限。当患者自主呼吸时，呼吸阻力较大，CO_2 吸收不全时易出现 CO_2 蓄积。

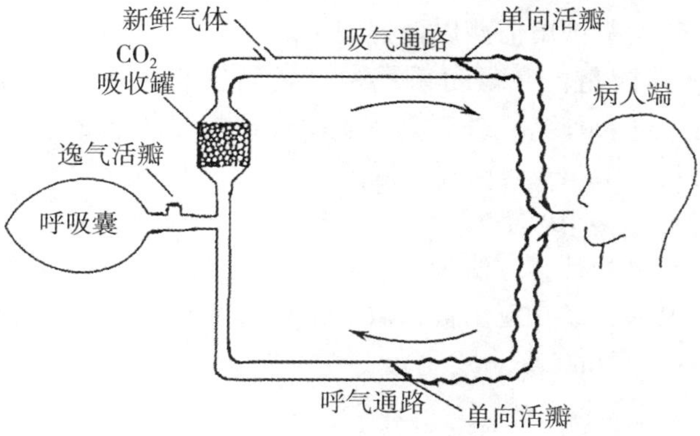

图 2-6　紧闭式呼吸回路

理论上，紧闭式系统中的新鲜气体流量是对患者氧耗和麻醉气体消耗的补充。实际上，紧闭式系统并不能做到完全紧闭，因为气体监测需要抽取一定量的气体样（约 150~200 mL/min）。

此外，在使用紧闭系统时，还需要考虑以下几个问题：

（1）患者体重：大部分循环回路对于体重不超过 100 kg 的患者可以满足要求。但对于体型较小的患者或儿童患者，因其潮气量小，可能没有足够的压力以有效开放活瓣这会增加患者端的无效腔量，导致吸入回路端混有呼出气体。因此，需要更换较小的吸收罐和直径较小的呼吸回路。

（2）回路内/外蒸发器：蒸发器位于回路之中，称为回路内蒸发器（vaporiser in circuit，VIC）；位于新鲜气体流出路径，置于回路之外，称为回路外蒸发器（vaporiser out of circuit，VOC）。①VIC 通常位于回路的吸入端，通过患者呼吸的气体将麻醉药带入回路，如此不断循环。挥发的药量和通过蒸发器的气体流量有关，因此 VIC 具有一定的自主调节功能。在麻醉较浅时，呼吸抑制较小，每分钟通气量增加，导致更多的麻醉药挥发进入回路，从而加深麻醉。但是，VIC 的准确性和可控性较差，目前已较少使用。②VOC 最大的优势在于其准确性，因为蒸发器位于麻醉呼吸回路系统外。现代麻醉机普遍采用回路外的蒸发器。新鲜气流的一部分先进入蒸发器，麻醉药物的蒸气与新鲜气体主气流混合后，经共同出口再进入呼吸回路。虽然，输出的麻醉蒸气浓度相对恒定，不受通气量的影响，但进入回路后被回路的气体稀释，因此患者吸入的浓度要低于蒸发器设定的浓度。该浓度显然与新鲜气流量有关，高流量气体达到平衡的时间会更快，通常采用的方法是在开始的 5~10 分钟内流量设为 6 L/min，然后转为低流量。使用低流量（<1 000 mL/min）会使回路中的麻醉药变化很慢，同时氧在回路中也会因摄取消耗而显著降低，除非有 40%～50%的氧在回路中循环，因此必须使用氧浓度监测以保证安全。

（3）新鲜气体流量：在紧闭系统中，氧气被消耗并产生 CO_2，然后通过 CO_2 吸收罐吸收。进入系统的氯气流量至少应该等于患者的氧耗量。在静息状态下，氧耗量可通过 Brody 运算式计算：

氧耗（mL/min）= 10×体重$^{0.75}$

临床中更为简易的计算方法为：氧耗（mL/min）= 3.5×体重

使用氧化亚氮时，氧化亚氮被摄取的量可通过 Severinghaus 公式计算：

$V_{N_2O}=1\ 000\times t^{-1/2}$（mL/min），

其中，t 为时间。

吸入性麻醉药的摄取由 H. Lowe's 公式计算：

$V_{AN}=f\times MAC\times \lambda_{B/G}\times Q\times t^{-1/2}$

其中，f×MAC 是理想的麻醉药浓度；$\lambda_{B/G}$ 是血/气分配系数；Q 是心输出量；t 是时间。

此外，呼吸囊的容量必须大于患者吸气容量，约为 30 mL/kg。如果能够有效吸收 CO_2，吸收罐的容积也必须至少为患者潮气量的 2 倍以上。

（二）按新鲜气流量分类

从上述麻醉回路可以看出，除紧闭循环系统外，其他系统均需要高流量的新鲜气体以保证通气有效和避免重吸入。早在 1850 年，Show 就发现患者呼出气体中的挥发性麻醉药基本没有改变，如果能够重复吸入，将大幅减少药物的浪费以及对环境的污染。因此，低流量循环紧闭麻醉的实施是吸入麻醉的趋势。虽然目前尚无统一标准对新鲜气体流量进行分类，但临床上较为普遍的分类是将 1 L/min 以上的新鲜气体流量称为中/高流量；低于 1 L/min 的新鲜气流量称为低流量。因此，低流量麻醉（low flow anesthesia）的新鲜气体流量为 1 L/min（50%O_2 和 50%N_2O）；而最小流量麻醉（minimal flow anesthesia）的新鲜气体流量为 0.5 L/min（60%O_2 和 40%N_2O）；在循环紧闭系统中，新鲜气体流量和麻醉药量与机体的摄取量和需要量相等，通常为流量小于 0.2～0.25 L/min。

随着各种气体监测技术的出现以及使用对蒸发器具有流量补偿和流量控制功能的麻醉机，低流量麻醉的实施安全性得到了一定的保障。当前的麻醉机系统已经能够实现整机的气体封闭性（通常在 30 cmH_2O 的压力下漏气低于 150 mL/min），呼吸机的流量分配也保证了蒸发器流出麻醉药的精确度及潮气量和流入蒸发器的新鲜气体相互独立等。许多国家也已经将气体监测作为手术间的强制性监测项目。因此，低流量吸入麻醉越来越得到临床医师的认可，并广泛使用。

二、吸入全身麻醉的实施

吸入全身麻醉的实施可以根据不同地区所拥有的条件进行。2011 年中华医学会麻醉学分会发布了关于吸入全身麻醉临床操作规范的专家共识。本章节主要对吸入全身麻醉的实施进行概述。

（一）麻醉前准备

与其他全身麻醉相同，除了对患者身体与心理的准备，必要的麻醉前评估外，还需要对吸入全身麻醉的药物和相应设备进行准备和检查。

1. 药物

根据不同地区的具体条件，准备好常用的挥发性麻醉药，如恩氟烷、异氟烷、七氟烷和地氟烷等。可以使用或不使用氧化亚氮，在使用氧化亚氮时，吸入氧浓度不低于 30%。

2. CO_2 吸收罐

CO_2 吸收罐主要盛放碱石灰或钙石灰，钡石灰已基本被淘汰。通常，当吸收罐失效时，颜色会发生改变，为了保证其吸收有效性，需要及时更换，并在更换后重新检查回路密闭性。有些挥发性麻醉药与其反应会产生复合物 A 和一氧化碳，因此要避免吸收剂过于干燥及温度过高。

3. 麻醉机

现代多功能麻醉机有一整套自检程序，遵循其自检程序后，麻醉机将处于良好的待机状态。但大多数简易或常规麻醉机需要重点检查麻醉回路系统的泄漏情况，以及在呼吸机工作状态下各部件的性能等。

4. 废气排放

我国新建的手术室已经开始逐步配置高效的废气排放系统。麻醉机的废气排放功能（主动或被动）也已经成为其基本配置之一，以确保在手术室使用吸入全身麻醉时，减少对环境的污染。

（二）诱导

吸入麻醉诱导通常适用于那些不宜用静脉麻醉及不易保持静脉开放的小儿患者，以及外周静脉开放有困难的情况。对于嗜酒者、体格强壮者不宜采用。实施麻醉诱导的方法，包括浓度递增慢诱导法、潮气量法和高浓度快诱导法。

1. 浓度递增慢诱导法

将麻醉机设置为手动模式，将减压阀处于开放状态，调节吸入氧浓度，氧流量设定为 6~8 L/min，将面罩固定于患者的口鼻部，用右手轻握气囊，让患者平静呼吸。然后，打开蒸发器，起始刻度为 0.5%，让患者深呼吸，每 3~4

次呼吸增加吸入麻醉药浓度0.5%，直至达到需要的镇静或麻醉深度。一旦患者意识消失，应确保其呼吸通畅，可以考虑插入口咽或鼻咽通气导管，并适度辅助呼吸。在麻醉开始后，由于静脉扩张，应尽快建立静脉通道。在吸入诱导过程中，可联合使用镇静药、镇痛药甚至肌松药等。该方法适用选择麻醉效能强的吸入麻醉药，如氟烷，也可选用其他吸入性麻醉药。此方法诱导过程较平稳但耗时长，在麻醉深度不足时，刺激患者会导致呛咳、挣扎及喉痉挛和气道梗阻等不良反应。

2. 潮气量法

先用面罩吸入纯氧4~6 L/min，去氮3分钟，然后，使患者吸入高浓度麻醉药如8%的七氟烷，即可让患者平静呼吸，也可让患者深呼吸待意识消失后改为辅助呼吸。当达到足够的麻醉深度时，可调节吸入浓度，以防止体内吸入药物浓度过高而导致循环抑制。在麻醉诱导开始前，如果进行回路预充，可加快吸入诱导的速度。当达到外科麻醉期时，即可行气管插管，并实施辅助或控制呼吸等。潮气量法的诱导速度快，诱导过程平稳，且较少发生呛咳、屏气和喉痉挛等不良反应。

3. 高浓度快诱导法（肺活量法）

该方法通常适用于6岁及以上能配合治疗的患者。首先，预先作呼吸回路填充，确保氧流量大于6 L/min，使回路气体达到设定的吸入麻醉药浓度。当患者呼出肺内残余气体后，作一次肺活量吸入高浓度药物（如8%七氟烷），并保持屏气状态，患者通常会在20~40秒内丧失意识。然后，降低吸入药浓度（如3.5%~4.5%七氟烷）以辅助呼吸。该方法诱导速度快且平稳。但需要患者配合，不适用于效能强的吸入麻醉药，如氟烷。

此外，有研究者建议使用Mepleson E、Mepleson F型或Bain回路，以减弱回路内容积对输出麻醉药的稀释作用。

（三）麻醉维持

麻醉诱导完成后，即进入麻醉的维持阶段。在此期间，应满足手术要求，维持患者无痛、无意识、肌肉松弛及器官功能正常，应激反应得到抑制，水、电解质及酸碱保持平衡，血液丢失能得到及时补充。根据患者的实际情况和手术类型，选择合适的吸入麻醉药，调整药物浓度。为了实现平稳的麻醉，需要了解手术操作步骤，掌握麻醉药物的药理学特性，能提前3~5分钟预测手术刺激，以便及时调整麻醉深度。在仅使用单纯吸入维持麻醉时，呼气末麻醉药浓度维持在1.3MAC以上，相当于ED_{95}水平。当复合麻醉性镇痛药，同时吸入65%N_2O、35%O_2时，麻醉药吸入浓度可设定在0.8~1.2MAC。目前，低流量吸入麻醉是维持麻醉的主要方法。在不改变患者的分钟通气量时，改变麻醉深度主要是通过调节蒸发器开启浓度和增加新鲜气流量来实现的。在改变吸入药浓度后，在中等新鲜气体流量时一般需要 15 分钟脑内麻醉药分压才能与肺泡内麻醉药分压达到平衡。

尽管吸入麻醉药本身就产生肌松作用，但为了获得满足重大手术的完善肌松，通常需要静脉给予肌松药，以避免单纯增加吸入浓度引起的循环抑制。挥发性麻醉药能显著增强非去极化肌松药的阻滞作用，因此在两者合用，时应注意减少肌松药的用量。

（四）苏醒及恢复

吸入麻醉患者的苏醒过程与诱导过程相反，可以看作是吸入麻醉药的洗出（wash-out）过程。吸入麻醉药除了极小部分被代谢，极少量经手术创面、皮肤排出体外，大部分以原形经呼吸道排出。洗出速度取决于药物血/气分配系数、心排量、新鲜气体流量、肺泡通气量及吸入麻醉维持时间。可以通过下述几种方法洗出吸入麻醉药：

1. 浓度递减洗出法

手术结束前 30 分钟，静脉给予芬太尼 50～100 μg（或舒芬太尼 5～10 μg），降低吸入麻醉药浓度（维持在 0. 5MAC）。手术结束时，停止吸入麻醉药，同时增加新鲜气流量（5～10 L/min），以促进吸入麻醉药的洗出。此方法适用于各种挥发性麻醉药的恢复。

2. 低流量洗出法

手术结束前约 30 分钟，在给予阿片类药物后关闭蒸发器，同时降低新鲜气体流量 0. 3～0. 5 L/min，直至外科缝皮时再增加新鲜气体流量至 4 L/min，以加快挥发性麻醉药的洗出。此方法特别适合高溶解度的药物。

长时间吸入高溶解度的挥发性麻醉药后，应避免手术结束时突然停药，加大新鲜气体流量冲洗回路，这样有可能导致患者苏醒延迟或苏醒期躁动。对于使用氧化亚氮的患者，在手术结束时停止吸入，改吸高浓度氧（60%～80%）数分钟直至拔管，以避免恢复期出现弥散性缺氧。当肺泡内吸入麻醉药浓度降到 0. 4MAC 时，约 95%的患者能够按医师指令睁眼。吸入麻醉药洗出越干净，越有利于苏醒过程的平稳和患者的恢复，过多的残余不仅可能导致患者烦躁、呕吐，甚至可能抑制清醒状况和呼吸。在洗出吸入性麻醉药时，静脉可给予一定的止痛药来增加患者对气管导管的耐受，有利于吸入药的尽早排出，同时还可减轻拔管时的应激反应。

三、低流量吸入麻醉

虽然高流量无重复吸入麻醉可以保持麻醉药吸入浓度的稳定，但其显著增加了麻醉药的用量，同时还加剧了环境污染的程度。随着吸入全身麻醉的广泛应用，降低环境污染和节约麻醉药的问题日益受到重视。麻醉药的消耗量与麻醉方式、新鲜气流量和麻醉持续的时间有关。因此，现代吸入麻醉技术多以低流量重复吸入麻醉方法为主。

（一）实施低流量吸入麻醉的技术设备和安全要求

1. 基本设备要求

鉴于低流量吸入麻醉的技术特点，要求麻醉系统必须具有以下配置：

（1）气体流量控制系统：麻醉机应该具备针形阀，而且必须能进行精确的气体流量监测。一般要求流量的最低范围达 50～10 mL/min，每一刻度为 50 mL，并定期检测其准确性。现在的多功能麻醉机已经采用电子流量计，对流量的控制更加准确可靠。

（2）蒸发器：除了必要的温度和压力补偿之外，低流量麻醉蒸发器还必须有新鲜气体流量补偿功能，要求在高流量和低流量条件下，其输出浓度与设定浓度一致，特别是在低流量时，其输出的气体量要达到要求。

（3）回路系统紧闭性能：麻醉机呼吸回路的密闭性要求比较高，系统内部压力为 20 cmH_2O 时，气体的泄漏量应小于 100 mL/min。

（4）麻醉气体贮气功能：如果存在意外的气体容量不足，需要通过一定的储备气体来补偿气体的平衡。麻醉系统应在吸气端设置具有类似功能的贮气囊，或者采用上升式的风箱呼吸机。目前，很多麻醉机系统都配备了新鲜气体流量补偿设置。

2. 安全要求

（1）供气系统：有些麻醉机具有 N_2O 闭锁装置，即关闭氧气流量时会自动关闭 N_2O 流量。此外，缺氧报警装置是必需的。

（2）CO_2 吸收罐：对于重吸入的呼吸回路必须装备 CO_2 吸收罐。通过监测吸入气中的 CO_2 量来判断 CO_2 吸收罐的效率。否则，需要装备两个 CO_2 吸收罐，而且需要每天更换。

（3）气体监测：由于回路中的气体组分和新鲜气体是不同的，其差异性也因流量的减少而增大。因此，必须装备连续的气体监测装置才能了解回路中各气体的浓度。

（4）气道压力监测：必须连续监测回路中的气道压力，以便及时发现呼吸回路的松脱或打折。通常将环路内低压报警值设置为低于气道峰压 5 cmH_2O 以内，以便及时发现回路的脱管或漏气现象。

（二）低流量麻醉的实施

低流量麻醉操作简单，易于掌握，对麻醉机性能要求不高，但推荐术中监

测吸入 O_2 浓度、呼气末 CO_2 浓度以及挥发性麻醉气体浓度。

1. 诱导

术前给药同一般的麻醉前用药。根据具体条件和设施，麻醉诱导可采用常规的静脉诱导。给肌松药进行气管内插管或喉罩之后连接到呼吸回路。喉罩的气压密闭性可以使85%的患者的新鲜气体流量减至0.5 L/min，即便在控制呼吸时也能达到要求。

2. 初始高流量阶段

根据 Foldes 或 Virtue 等的建议，连接麻醉机后的10~15分钟的给予高流量（4~5 L/min）预充，其中 O_2 ∶ N_2O 为2 ∶ 3可以保证吸入氧浓度达30%以上。在开始阶段，蒸发器通常设定为恩氟烷2.5 vol%、异氟烷1.5 vol%、七氟烷2.5 vol%、地氟烷4 vol%~6.0 vol%。该设定使用10~15分钟后，患者呼出气中麻醉药分压可达0.7~0.8MAC，再加上 N_2O 的 MAC 约为0.6（相当于气体分压为60%），两者之和约为1.3MAC，即达到 AD_{95}，即麻醉深度能达到保证95%的患者在切皮时无体动反应。如果没有使用 N_2O，麻醉药物的浓度设定应该达到1~1.1 MAC，并且需要辅助使用阿片类药物。在初始阶段使用高流量预充，对于充分去氮且让整个气体容积（包括功能残气量和呼吸回路）快速洗入并充满吸入气体是必不可少的过程。如果早期流量减低过快，气体在体内的摄取过程容易造成有效吸入气体容量不足，从而影响正常通气（潮气量减少，呼吸机压力不能维持而出现漏气报警等）。因此，如果估计存在气体摄取量较大的情况，如使用氧化亚氮时，初始阶段的高流量应该持续至少10分钟。在最小流量麻醉时，需要持续15分钟以上，而对于强壮患者，可能需要20分钟以上。

由于蒸发器的输出是一定的，即使将蒸发器开至最大功率，新鲜气体流量为0.5 L/min 时，也仅有25 mL/min 的药物能够进入呼吸回路。因此，如果需要缩短高流量给药期，可以采取以下方式：

（1）采用更高的流量8~12 L/min，以加快去氮和吸入过程。

（2）选择血气分配系数低的吸入麻醉药物，仅10分钟即可达到理想的呼出气药物浓度，即0.8MAC。

（3）将蒸发器的浓度调至高水平（如异氟烷4 vol%~5 vol%），可以迅速达到理想的麻醉深度。

（4）逐步减少新鲜气体流量，例如，5分钟内减少到2 L/min，10分钟后减少到1 L/min，最后15分钟后减少到0.5 L/min。

3. 流量减低阶段

流量减低阶段通常是在10分钟之后，流量降低至1 L/min（其中 O_2 ∶ N_2O 为1 ∶ 1）。1~2小时后，将新鲜气流量成分改为0.6 L/min O_2 ∶ 0.4 L/min

N_2O。降低流量后，可以增加重吸入。这导致吸入气体中呼出气再吸入比例迅速升高，氧含量随之降低，但会被新鲜气体所补偿。为了保证吸入气中氧浓度不低于30%，新鲜气体中的氧浓度不能低于40%。随着新鲜气体流量的降低，挥发性麻醉药进入系统的量就会明显减少。因此，必须提高新鲜气中吸入药的浓度，以补偿麻醉药分压的下降，从而保持吸入气体中麻醉药物的浓度恒定。例如，在低流量麻醉时恩氟烷浓度可以设定至3.0%，异氟烷为2.0%，七氟烷为3.0%。这样，呼出气体中麻醉药浓度可以保持在0.7~0.8MAC。

在低流量麻醉时，需要密切关注 O_2 浓度的变化。当新鲜气体组分不变而流量减小时，或者 N_2O 浓度增加时，或者麻醉时间的延长时等都可能引起麻醉系统中 O_2 浓度下降。因此，在低流量麻醉时建议连续监测吸入氧浓度并设置氧浓度最低限制，如30%。当吸入氧浓度降低至30%时，为防止缺氧，必须将新鲜气体中氧浓度提高10%，相应减少 N_2O 百分比，即增加新鲜气体中 O_2 流量50 mL/min，同时减少 N_2O 流量50 mL/min。

4. 麻醉维持阶段

在麻醉维持阶段，主要是在低流量的基础上维持大致恒定的麻醉深度。随着新鲜气体的减少，进入回路内的挥发性麻醉药量也会因机体摄取而明显减少。因此，必须增大蒸发器的输出以提高新鲜气体中麻醉药的浓度比例，从而维持稳定的麻醉深度。目前，临床常用的蒸发器都设计了温度与压力补偿装置，但这并不意味着在任何流量、压力、温度条件下均能保持恒定的输出量，同时应注意载气组分变化对蒸发器输出量的影响。如果此时需要快速加深麻醉深度，可以选择静脉注射镇静或镇痛药。如果加大吸入麻醉药浓度和新鲜气体流量，也可以在短时间内加深麻醉。需要快速减浅麻醉深度时，转为高流量即可洗出回路内的麻醉药，例如，使用4 L/min的流量，就可以在5分钟左右达到所需的麻醉药浓度。

5. 麻醉苏醒阶段

根据时间常数的原理，苏醒时间与新鲜气体流量成反比。如果继续使用低流量，药物洗出过程的时间也会随流量的降低而延长，这会对麻醉患者的苏醒产生不利影响。因此，在手术结束前的15~20分钟，关闭蒸发器，保持低流量，回路内麻醉药浓度会缓慢下降，麻醉程度也随之逐渐减浅，直至患者苏醒。患者的苏醒状态也与呼气末麻醉药浓度有关，还与麻醉药使用时长有关。虽然每种吸入麻醉药的MAC不同，但在使用低流量的情况下，不同药物洗出的曲线却大致相同，只有在增大流量洗出时，药物清除的差异才会显现。当患者停药后逐渐恢复自主呼吸时，需要注意可能出现意外的低通气引起低氧血症，因此需要给予同步间歇指令通气或手动通气。在有明确拔管指征之前5~10分钟，停用氧化亚氮，然后增大氧流量至 5 L/min 以洗出麻醉药。

（三）低流量麻醉的优点

1. 改善患者的麻醉质量

采用高流量的新鲜气体进入回路后，管路变得冷且干燥，如果减少流量，使气体在通过 CO_2 吸收罐之后在回路中循环就会增加气体的温度和湿度。吸入温暖湿润的气体能够保持患者的体温，减少隐性失水量和术后寒战，同时也能防止因使用气管导管而引起的气道和支气管干燥。在自主呼吸时，吸入气体达到等温饱和湿度（即温度 37 ℃，湿度 100%）的界限通常在 4～5 级的支气管处。气管插管后，由于越过了上气道的加温湿润，等温饱和湿度的界限会下移 10 cm，而吸入干冷的气体会使这种情况更加恶化。此外，紧闭式麻醉使得患者肺部与麻醉机回路成为一体，肺内气体的摄入量直接反映在回路容积上，从而增加了对患者情况的了解。例如，在麻醉减浅时，肌张力增加，胸廓顺应性下降，肺内容量减少，使回路内气体量增加，压力增高。当肺顺应性发生变化时，回路内容积也发生相应改变。当出现支气管痉挛或气道阻塞时，气囊和回路内容积增加、压力升高。此外，低流量麻醉还有利于发现回路内的故障，如麻醉机中回路脱落，可立即发现气囊突然变小，回路内压力降低。

2. 提高吸入麻醉的效率

吸入麻醉效率是指单位时间内患者实际摄取的麻醉药量占实际输送入回路内的麻药量的比例，即 $Eff=V_u$（uptake）$/V_d$（deliver）。

显然，单位时间内机体实际摄取量越小，输送入回路内的麻醉药量越大，麻醉效率就越低。单位时间内进入回路内的麻醉药量取决于新鲜气体流量大小。挥发器处于同一刻度时，单位时间新鲜气体流量越大，进入回路内的麻醉药量越多。然而，患者在某个时间周期内的摄取量是一定的，因此，新鲜气体流量越大，麻醉效率就越低，这对那些低溶解度和低效能的麻醉药尤为明显。

以地氟烷为例：以 4.5 L/min 的新鲜气体流量麻醉 2 小时，维持吸入浓度为 6.0 vol%，其效率仅能达到 7%。换言之，只有 7%的药物被患者吸入，其余 93%的药物则被白白浪费，或者作为麻醉废气排放到环境中。若改为低流量吸入麻醉，效率可提高到 30%，减少了浪费和污染，提高了麻醉效率。

3. 节约吸入麻醉药的经济效益

当新鲜气体流量为 5 L/min 时，超过 80%的麻醉气体会被浪费。研究显示，比较两个小时的高流量（4.5 mL/min）和最小流量（0.5 mL/min）的异氟烷麻醉，可以减少氧气消耗达 115 L，氧化亚氮300 L，异氟烷蒸气 5.6 L。因此，低流量甚至最小流量麻醉能够大幅减少麻醉药的使用量，包括 O_2 等。节约气体消耗所带来的经济效益是显而易见的，有关德国和英国资料表明，每年节约费用可达600多亿美元。

4. 保护环境作用

高流量不可避免地会造成手术室污染，所有麻醉气体包括氧化亚氮排入大气中都会引起大气污染。虽然手术室，尤其是欧美国家的手术室都装备有中心废气排放吸收系统（central gas-scavenging systems），但仍然避免不了对手术室外环境的污染，在我国仍然有很多地区的手术室没有装备安全的废气排放回收系统。氟烷、恩氟烷和异氟烷由于含有氯离子，被报道与臭氧反应，具有消耗臭氧的潜在作用。因此，采用低流量循环紧闭回路系统可以减少废气的排放。

（四）低流量麻醉的缺点

首先，低流量麻醉对蒸发器提出了更高的要求，需要有温度补偿、流量补偿和可调控的高精度麻醉蒸发器。其次，由于新鲜气体流量在吸入药浓度调控中发挥主要作用，低流量麻醉时麻醉深度不易改变。此外，碱石灰的利用率提高，有可能引起 CO_2 蓄积。还有其他潜在问题，比如一氧化碳、复合物A等微量物质的积聚等。

（五）低流量麻醉的潜在风险

1. 设备条件不足带来的风险

（1）缺氧：由于旧式的麻醉机的密封性较差，特别是气体的计量装置达不到要求、低流量段计量不准确等问题，即使是经验丰富的麻醉科医师也难以评估回路中气体的成分，尤其是在流量越低，新鲜气体与回路中气体组分的差异越大的情况下。这些情况都有可能导致患者缺氧。此外，在低流量范围内，如果呼吸系统对新鲜气体的利用率很差，可能会导致意外的吸入氧浓度下降。新设计的麻醉机采用计算机反馈电子预设控制新鲜气体流量，能够克服以上缺点。

（2）通气缺氧和呼吸模式的变化：严重的气体泄漏会在系统中导致容量不足，引起呼吸容量减少，有时会改变呼吸模式。因此，对进行低流量麻醉的设备应定期检修。常规麻醉机的主要不足在于呼吸容量与新鲜气体容量之间存在联系，即新鲜气体容量减少时，呼吸容量也随之减少。在临床上，当新鲜气体容量从4.4 L/min降至0.5 L/min时，正常体重的成年患者的分钟通气量平均减少500~600 mL。然而，在通常的临床工作中，这只是让大部分患者通气正常化(因为临床大多有过度通气)。此外，呼吸容量的减少可以通过连续监测呼吸容量来发现并及时纠正。回路漏气可造成通气不足，有时会形成变压呼吸，但这些都可以通过检测发现并迅速纠正。

（3）CO_2 蓄积：有效清除 CO_2 在（半）紧闭法麻醉中是必不可少的，尤其是在进行低流量麻醉时。但碱石灰失效时，系统中的 CO_2 浓度会迅速上升。因此，在进行低流量麻醉时，应连续监测呼气末 CO_2 浓度。

（4）吸入麻醉药的意外超剂量：由于挥发性麻醉药的计算与新鲜气体容量有关，且蒸发器的输出有一定限制，即使在严重错误淤滞的情况下，也不会迅速上升而导致超剂量。尤其在低流量麻醉时，时间常数很大，麻醉药浓度的改变非常缓慢。在临床上，只要认真观察，就能很早发现浓度变化，因此不存在因重复吸入增加而导致吸入麻醉药超剂量。但是，如果在调节为高流量后忘记将蒸发器的刻度减小，就有可能发生超剂量。

2. 回路中微量气体的聚积

由于流量减少，气体的洗出作用不明显，因而会造成回路中一些微量气体的聚积。

（1）氮气：在人体和肺部存在的氮气容量为 2.7 L。在吸氧去氮时，高流量新鲜气体 15~20 分钟内可排出氮气 2 L，剩余的氮气只能从灌注少的组织中缓慢释放。在有效去氮后关闭麻醉系统，1 小时后氮气浓度大于 3%~10%。在长时间的最小流量麻醉下，系统内的氮气浓度可达 15%，但只要排除了缺氧的风险，氮气的聚集不会产生危险。

（2）丙酮：丙酮是在脂肪酸转变为氧化脂肪酸的代谢过程中产生的。研究发现，在使用紧闭回路异氟烷麻醉 6 小时后，体内丙酮的浓度可增加至 50 mg/mL，某些情况下甚至高达 200 mg/mL。当血中丙酮浓度高于 100 mg/mL 时，会导致苏醒延迟，并可能增加术后呕吐的发生率。丙酮气体易溶解于水和脂肪，但不能用高流量气体、短时间排冲来降低其浓度。因此，在对失代偿的糖尿病患者进行麻醉时，新鲜气流量不得低于 1 L/min。

（3）乙烯醇：酗酒患者体内存在高浓度的乙烯醇，同丙酮一样，其浓度几乎不可能通过短时间、断续的冲洗来降低。因此，此类患者在麻醉时，新鲜气流量不得低于 1 L/min。

（4）一氧化碳：最新研究表明，地氟烷、恩氟烷、异氟烷和干燥的 CO_2 吸收剂反应能够产生一氧化碳。吸烟者、溶血患者、贫血、卟啉病以及输血的患者，尤其在供血者吸烟的情况下，系统内一氧化碳浓度可能增加。虽然有人提出使用高流量（5 L/min）能洗出一氧化碳，但实际上高流量会使 CO_2 吸收剂更加干燥，反而增加一氧化碳的产出。

（5）挥发性麻醉药的降解产物：尤其在低流量时，七氟烷（包括氟烷）与 CO_2 吸收剂反应可以生成复合物 A。虽然在临床使用中尚未发现其浓度明显增高，但复合物 A 的肾毒性作用不容忽视。在美国和瑞典，严格要求使用七氟烷时流量不能低于 2 L/min；而欧洲则无明确规定。

（6）甲烷、氢气：在低流量时其浓度都可能升高，这可能会影响到麻醉气体的监测。

微量气体的毒性作用在任何时候都可能存在，因此基于安全原因，低流量麻醉技术应该保证流量至少不低于 1 L/min，以保证洗出效应。

四、紧闭回路吸入麻醉

在紧闭回路麻醉中，新鲜气体流量等于患者的气体摄取量，麻醉药物由新鲜气体和重复吸入气体带入呼吸道。整个系统与外界环境隔绝，呼出气中的 CO_2 被碱石灰吸收，剩余的气体被重复吸入。从某种意义上说，紧闭回路麻醉是一种定量麻醉方法，在麻醉维持期间，仅需精确补充三种气体：O_2、N_2O 和挥发性麻醉药。所需氧气量必须根据患者的实际代谢来补充，而药物的需要量目前主要依据“时间平方根法则”来计算给予。

（一）技术的设备要求

该麻醉技术的设备要求如下：

1. 专用蒸发器

蒸发器应能在不超过 200 mL/min 的流量下输出准确的药物浓度。即便如此，在麻醉诱导时，仍难以在短时间内达到所需剂量。因此，在诱导时，要么采用回路内注射给药，要么采用高的新鲜气流量，以期望在短时间内达到所需要的肺泡浓度。

2. 碱石灰吸收装置

碱石灰吸收装置必须足够大，以保证碱石灰间隙容量能大于患者的潮气量；同时，碱石灰应保持湿润，因为太干不仅会降低吸收 CO_2 的效率，还会吸收大量的挥发性麻醉药。

3. 回路密闭性

应避免使用橡胶制品的回路，以减少橡胶对挥发性麻醉药的吸收。可用吸收挥发性麻醉药较少的聚乙烯回路，并确保回路及各连接点必须完全密闭。

4. 流量计

流量计必须精确，以利于低流量输出。

5. 气体浓度监测仪

必须配备必要的气体浓度监测仪，其采样量应小，且不破坏药物，并能够将测量过的气样回输给回路。

6. 呼吸机

呼吸机只能应用折叠囊直立式的呼吸机，在使用过程中注意保持折叠囊充气适中，不宜过满或不足，以便观察回路内每次呼吸的气流容量。

（二）紧闭回路麻醉的实施

1. 氧耗量及吸入麻醉药量的计算

根据体重 kg3/4 法则（Brody 公式）可以计算每分钟氧耗量；根据时间平方根法则计算麻醉药的消耗量。

2. 吸氧去氮

在进行紧闭回路麻醉前，必须对患者实施吸氧去氮。但在麻醉维持一段时间后，组织仍会释放出一定量的氮气（15 mL/kg）。因此，每隔 1～3 小时，应采用高流量半紧闭回路方式通气 5 分钟，以排除氮气及其他代谢废气，保持 N_2O 和 O_2 浓度的稳定。

3. 给药方式

给药方式包括直接向呼吸回路注射液态挥发性麻醉药和依靠蒸发器的蒸发作用。注射法给药如同静脉麻醉，可以注射预充剂量以迅速达到诱导所需要的麻醉药浓度，然后通过间隔补充单位剂量来维持回路内麻醉药挥发气浓度。如果采用注射泵持续泵注液态的挥发性麻醉药，可以避免间隔给药产生的浓度波动，使得吸入麻醉像持续静脉输注麻醉一样。依靠蒸发器方式给药只适合于麻醉的维持阶段。在诱导时，应使用常规的诱导方法和气体流量，这不仅有利于吸氧去氮，更重要的是加快了麻醉药的摄取。

（三）存在的缺点

紧闭回路麻醉的缺点与低流量麻醉类似，但更突出。在调控肺泡内吸入麻醉药浓度方面，依靠蒸发器方式给药的紧闭回路麻醉其效率最低，这是紧闭回路吸入麻醉的主要缺点，也是其难以广泛应用的原因。

（四）计算机控制紧闭回路麻醉

随着麻醉药分析仪及微型电子计算机技术的进步，现在可以维持紧闭回路内一定的容积和挥发性麻醉药浓度。这种以重要生命体征（如脑电图、脉搏、血压等）、挥发性麻醉药浓度及肌松程度为效应信息，来反馈控制麻醉药输入的技术，被称为计算机控制紧闭回路麻醉方式。计算机控制紧闭回路麻醉是一种闭合环路的麻醉方式，是吸入麻醉技术与计算机技术的结合，代表了吸入全身麻醉的一个发展方向。

第三节 吸入全身麻醉的注意事项和并发症

吸入全身麻醉已有一百多年的历史。随着对吸入麻醉药及吸入麻醉技术的深入研究，我们对很多问题的认识是一个反复的过程，需要根据患者的具体情况，正确理解实施吸入麻醉过程的相关问题。

一、吸入全身麻醉的注意事项

1. 氧化亚氮

自1844年第一次使用以来，氧化亚氮在吸入麻醉中一直占据着重要地位。其悠久的历史使得很多人对氧化亚氮的使用已经习以为常。但作为吸入麻醉药的常用载气，其利弊需要重新评估，并质疑其进一步使用的价值。

（1）氧化亚氮的优势：①减少阿片类药和其他麻醉药的使用。②洗入和洗出过程快。③缩短面罩吸入诱导的时间。④血流动力学稳定。⑤减少术中知晓。⑥抑制运动反射等。

（2）氧化亚氮的禁忌证：①有含气的空腔组织。②肠胀气、肠梗阻。③颅内压增高。④慢性维生素 B_{12} 缺乏症，氧化亚氮可能会导致周围神经轴突部及颈胸段脊髓索的脱髓鞘改变，引发脊髓神经炎。⑤免疫缺陷、骨髓抑制、极度消瘦等，先天性营养不良的患者使用氧化亚氮后可能出现粒细胞缺乏症。

近期的研究进一步显示，对于冠状动脉供血不足的患者，氧化亚氮可以增加左房收缩期的压力而致心肌收缩力减弱，加上合用其他麻醉药会进一步减少心肌供血，对于严重的心功能不全患者应慎用。由于对甲硫氨酸合成酶的抑制效应，氧化亚氮对DNA合成有一定影响。因此，对于早孕期（6个月内）和体外受精的患者禁用，以及淋巴细胞、中性粒细胞功能不佳的免疫抑制患者，也不推荐使用氧化亚氮。氧化亚氮也是导致术后恶心呕吐的危险因素，长时间的腹部手术中使用氧化亚氮会使患者术后的康复时间延长。动物实验中还发现氧化亚氮具有致畸作用和胚胎毒性。虽然长期暴露在亚麻醉浓度的氧化亚氮中是否会有毒害作用尚未有科学的证据，但很多国家已经将工作环境中氧化亚氮的浓度限制在25～100 mg/L，德国还强制性地要求检测工作环境中该气体的含量。此外，氧化亚氮对臭氧层的破坏作用也日益得到重视，尽管由于麻醉使用而散入大气中的 N_2O 只占全部的1%，但其对温室效应的形成和平流层臭氧的破坏不容忽视。因此，在技术力量可能的条件下，应尽可能减少麻醉过程中氧化亚氮的散出。

2. 麻醉时间与恢复

尽管大部分吸入麻醉药是以原形排出体外的，但转运进入各组织的药物再排出的过程主要取决于麻醉药物已经进入组织的量和其组织/气分配系数，其他还包括组织的灌注及组织间的扩散等情况。诱导时，麻醉药主要进入脑、心脏、肝脏、肾脏等血流丰富的组织，随后逐渐扩散到肌肉和脂肪等血流灌注较少的组织。当麻醉药在血流丰富的组织中达到平衡后，肌肉组织仍然能够长时间地从其血供中摄取麻醉药，通常达到这一平衡需要2~4小时。脂肪组织达到平衡所需时间更长。

虽然诱导时影响肺泡内药物浓度上升的因素也会对麻醉恢复产生同样的影响，但药物的排出过程还是有很大的不同。首先，在停药后，肺泡中的药物可以通过高流量的新鲜气流很快洗出，洗出后的浓度可以接近“零”，但不可能为负值，因此不可能进一步扩大肺泡-血液间的浓度差。这与诱导时通过尽可能增加吸入药浓度以加快诱导有所不同，因此高流量对缩短恢复时间的作用有限。其次，麻醉时间越长，各组织的药物浓度差别就越小，最终达到平衡。但是，麻醉时间过短就难以达到平衡，也就是说平衡前，只要血液-组织之间存在浓度差，诸如肌肉和脂肪组织都会不断摄取吸入麻醉药，即使在恢复期也会存在，只不过摄取量会很小。麻醉时间越长，进入低灌注的肌肉和脂肪组织中的麻醉药就会越多。在恢复期，这些组织会向返回肺内的血液中释放更多的麻醉药，从而延长麻醉恢复时间，即长时间麻醉后恢复较慢。

3. 恢复期MAC值的评估

MAC值作为判断吸入麻醉深度的指标，在临床上也常被用于判断患者的恢复情况。实际上，通常所说的MAC是指麻醉下切皮时患者制动时的深度，而麻醉恢复的目标是清醒，其衡量指标是恢复指令反应的能力，即苏醒MAC值（MAC-awake）。很明显，MAC-awake比MAC低，而且不同吸入麻醉药的MAC-awake差异较小。因此，在使用MAC值来判断患者苏醒时，需要估算MAC-awake，以获得更为准确的判断。

4. 不同吸入麻醉药的混用

新型低溶解度的吸入麻醉药如七氟烷和地氟烷，麻醉恢复快，但其价格高昂，因此在选择这些药时需要考虑其性价比。有人提出，在麻醉诱导和恢复时使用这些药物，而在麻醉维持时使用较为便宜的麻醉药（如异氟烷等）。然而，研究发现，联合使用不同溶解度的吸入麻醉药，并不比单独使用某一种药物恢复更快。

二、吸入全身麻醉的并发症

1. 术后躁动

术后躁动也被称为恢复期躁动（emergence agitation），是指患者在术后清醒期发生的无意识的烦躁、易激惹以及伴有剧烈肢体乱动等。在术后30分钟内通常为该现象高发期，大多数情况下可以自行缓解。多见于儿童和青少年。患者在无意识状态下发生的躁动极易造成自体伤害，需要医护人员进行强制保护。其具体的机制尚不明确。很多因素都能引起术后躁动，如耳鼻喉科和眼科手术、疼痛、气道梗阻、恶心、年幼、无手术史、术前焦虑、手术时间长等均为术后躁动的危险因素，还包括使用吸入麻醉药。

2. 术后谵妄

术后谵妄（delirium）是一种以意识水平改变和注意力紊乱为特征的急性可逆的精神紊乱状态。患者可出现急性认知功能障碍、意识水平降低、觉醒程度降低或睡眠清醒周期失衡等症状，谵妄可同时伴有或不伴有躁动状态，症状一般在术后 2~3 天内自行消退。与术后认知功能障碍（postoperative cognitive disorder，POCD）不同，术后谵妄很少持续一周以上。

研究发现，七氟烷引发躁动的概率高于氟烷。与异氟烷相比，七氟烷不仅引起躁动的概率高，而且躁动持续时间长。其他吸入麻醉药，如地氟烷，也有术后躁动的报道。有研究指出在麻醉维持期间将七氟烷更换成丙泊酚后可以减少术后躁动的发生率。也有报道，联合使用氧化亚氮可以降低七氟烷浓度，从而降低躁动的发生率。术后躁动可能是因为快速苏醒对中枢的影响，导致中枢神经递质如血清素、多巴胺和乙酰胆碱等失衡，进而引起肢体抽搐等术后行为改变。观察脑电图发现，七氟烷、地氟烷和异氟烷在麻醉过程中产生的脑电图变化与氟烷不同，推测吸入麻醉药物对中枢神经系统的影响存在差异，七氟烷和地氟烷可能是引起躁动的触发因素之一，也可能是吸入麻醉药引起不同程度躁动的原因之一。

目前，关于药物预防和治疗术后躁动的效果仍存在一定争议。研究发现，术前给予咪达唑仑后使用七氟烷麻醉，虽然会延长恢复时间，但能有效减少术后躁动的发生。其他药物，如口服氯胺酮（6 mg/kg）和纳布啡（nabuphine，0.1 mg/kg）等，也可用于达到此目的。α_2 受体激动剂，如可乐定（2~4 μg/kg）和右美托咪定（0.15~1 μg/kg）也能预防和减少术后躁动，这可能与它们减少去甲肾上腺素分泌，进而促进 GABA 系统抑制作用有关。由于术后躁动的成因复杂，目前没有单一因素能确定其原因，因此建议采取多模式的预防和治疗措施。其他药物治疗手段还包括使用阿片类药物完善镇痛、非甾体抗炎药、氧化亚氮和丙泊酚等。在苏醒期，避免激惹，保持体温和氧合状态，并在必要时提供家属陪伴等，均有助于减少术后躁动及其相关并发症。

3. 术后恶心呕吐

手术后恶心呕吐（postoperative nausea and vomiting，PONV）是术后常见的并发症之一，虽然不会明显影响到患者的生命，但其不适的反应已经影响到患者的术后恢复质量。相关统计数据表明，在术后不适主诉中，恶心呕吐仅次于疼痛，其发生率可高达 20%~80%，多发生于术后 24~48 小时内。导致术后恶心呕吐的危险因素是多方面的，包括年龄、性别、吸烟、手术时间和类型以及围术期用药等，其中吸入麻醉药或氧化亚氮是导致恶心呕吐的重要危险因素。

研究发现，使用挥发性麻醉药能增加患者术后早期（2 小时）呕吐的发生率。单纯采用七氟烷吸入麻醉发生恶心呕吐的概率比七氟烷—丙泊酚静吸复合麻醉和丙泊酚全静脉麻醉都高（64.4%对比 39%和 33.9%）。减少吸入麻醉药的使用可以降低术后恶心呕吐发生率达 19%。具体的机制尚不明确，但挥发性麻醉药均有促呕吐的作用，且不同挥发性麻醉药致恶心呕吐的发生率相近。一项荟萃分析的结果表明，氧化亚氮的确会增加术后恶心呕吐的概率，尤其是在女性患者中。这可能是因为氧化亚氮通过弥散作用进入中耳的闭合腔，影响前庭功能，或者通过肠壁扩张，释放内源性阿片肽以及激活大脑极后区的呕吐中枢等。

预防和治疗术后恶心呕吐包括减少危险因素再和药物治疗等。很多研究人员都在探讨防治恶心呕吐的经济效益，即是预防性的给药还是待呕吐症状出现再给予抗呕吐药。因此，需要关注的是防治恶心呕吐的疗效、用药风险和相关费用。对于那些具有恶心呕吐高风险的患者，强调给予预防措施，但这同时也会带来镇吐药物的副作用和相关费用。常用的镇吐药物包括 5-HT_3 受体拮抗剂、抗组胺药以及激素等。减少甚至避免使用氧化亚氮和挥发性麻醉药也能减少术后恶心呕吐的发生。

4. 恶性高热

常见于麻醉及麻醉恢复期间的严重并发症。

第四节　吸入全身麻醉与静脉全身麻醉

在 20 世纪 80 年代，以丙泊酚和瑞芬太尼为代表的新型静脉麻醉药的出现，以及静脉靶控输注技术的推广，使得全凭静脉麻醉得以突飞猛进的发展，与吸入麻醉共同成为全身麻醉的主流方法。

静脉麻醉药和吸入麻醉药在药理机制、药代动力学和药效动力学上都存在显著差异，在不同手术以及麻醉的不同时期，这两种麻醉方法也存在着一定的差异。研究表明，虽然吸入麻醉药如七氟烷和异氟烷等也能进行快速诱导，但与丙泊酚静脉诱导相比，其诱导时间较长，且诱导过程中咳嗽和气道痉挛等呼吸系统并发症的发生率较高；静脉麻醉的诱导速度更快，但对于呼吸和循环系统的抑制也更为显著。在麻醉维持中，吸入麻醉和静脉麻醉的差异性不大，但在恢复过程中，静脉麻醉术后恶心呕吐和谵妄的发生率低于吸入麻醉，定向力的恢复可能也优于吸入麻醉。但既往研究针对这一结论仍存有争议，不同人群和不同手术类型是影响结论的重要因素。同时，既往研究表明，在体外循环下进行心脏手术的患者，吸入麻醉与静脉麻醉相比具有更好的脑保护和心脏保护作用。但在其他手术中，吸入麻醉药的脏器保护作用还没有得到研究证实。此外，多数体外实验提示吸入麻醉药能够抑制自然杀伤细胞、淋巴细胞和巨噬细胞等免疫细胞，这可能和肿瘤细胞的增殖和转移增加有关，但是吸入麻醉是否真正影响肿瘤患者的肿瘤增殖、转移和复发，有待于前瞻性的临床研究来证实。丙泊酚对肿瘤免疫系统可能存在有益的影响，但目前尚无定论，且相关研究仍处于体外研究和动物实验阶段。关于医疗费用上的差异，有研究认为，静脉麻醉的费用高于吸入麻醉，但也有人认为，医疗费用的考虑应该是全面的，而不仅限于药物本身的花费。从患者整体医疗的预后和恢复来考虑，并不能单纯说明某一种麻醉方法的花费更高。表 2-3 总结了吸入全身麻醉和静脉全身麻醉的优缺点。因此，在面临麻醉方法的选择时，争论两者孰优孰劣似乎意义不大。根据临床患者的特点，选择适合患者的最佳麻醉方法，才是麻醉科医师的首要任务。

表 2-3　吸入全身麻醉和静脉全身麻醉的优缺点

吸入全身麻醉		静脉全身麻醉	
优点	缺点	优点	缺点
可以采用吸入诱导，如七氟烷、地氟烷等起效快 通过调节浓度和新鲜气流量可以快速达到需要的麻醉浓度，平稳迅速 麻醉深度易于调控 通过增大新鲜气流量可将药物迅速排出，苏醒迅速平稳，苏醒时间可预测 麻醉药物作用全面，对循环和呼吸影响较小，尤其最新的吸入麻醉药物如异氟烷、七氟烷、地氟烷，麻醉作用强，恢复迅速，无明显呼吸循环抑制 副作用少，尤其新的麻醉药对肝肾功能没有明显的影响对无法静脉给药的患者适合吸入	污染工作环境，医务人员长期吸入可能会导致不孕，流产，畸胎的风险 必须配备蒸发器和麻醉呼吸机，投资较大 对肺部有疾患者慎用 术后躁动和谵妄发生率偏高	是最常见的诱导方式 麻醉深度易于调控 苏醒迅速平稳，苏醒时间可预测，苏醒期恶心呕吐发生率低 无手术室环境污染	全凭静脉麻醉或靶控输注麻醉的药物价格昂贵，特别是长时间手术的麻醉 诱导期血压易波动，对呼吸抑制作用强 给药后麻醉药必须在体内经过完整的药物代谢过程，药物代谢模型有待完善

第三章

神经阻滞技术

第一节　颈丛阻滞技术

一、解剖学基础

颈神经分为前支和后支，其中后支向后行走，支配颈部及头部后面的肌肉及皮肤。颈丛由 $C_1 \sim C_4$ 神经的前支构成，位于肩胛提肌和中斜角肌的前方、第1~4 颈椎的前外侧和胸锁乳突肌的深面。颈丛支配颈深部和浅部结构，其中 C_1 神经为纯运动神经，支配枕下三角区肌肉的运动，没有支配皮肤的感觉分支。颈部皮肤的感觉是由 $C_2 \sim C_4$ 神经的前支和后支的皮支以连续皮肤节段形式进行支配。

颈丛的皮支（包括枕小神经、耳大神经、颈横神经和锁骨上神经）是从胸锁乳突肌后方的深筋膜穿出，分布在颈部和头部后面的皮肤。枕小神经（C_2，C_3）沿胸锁乳突肌后缘上行，并发出皮支分布在颈部上外侧、耳郭上端和枕部的皮肤。耳大神经（C_2、C_3）沿胸锁乳突肌的后缘向前上方走行，继之分为前、后两支，前支司理面部后下部分皮肤的感觉，后支司理乳突上部和耳郭下端皮肤的感觉。颈横神经（C_2、C_3）从颈外静脉下方穿出向前走行，司理下颌骨至胸骨之间颈部前外侧部分皮肤的感觉。锁骨上神经（C_3、C_4）也是从胸锁乳突肌后缘走出，然后向外下方走行，司理颈下区至肩锁关节以及第 2 肋骨以上胸前区皮肤的感觉。

颈丛的深部分支主要为运动神经，支配颈部深层的肌肉以及肩胛提肌、舌骨下肌和膈肌的活动。但颈丛的深部分支也可传递浅感觉和深部组织（肌肉、骨骼和关节）的本体感觉。其中，C_1 神经前支的部分纤维伴随舌下神经走行，然后在颈动脉鞘的前面离开舌下神经下降为颈襻上根，C_2、C_3 神经前支的纤维经过联合发出降支，称为颈襻下根。上根、下根在半环状软骨弓的高度，在颈动脉鞘浅面合成颈襻，由颈襻发出分支支配舌骨下肌群的上部、下部。因此在甲状腺手术需要切断舌骨下肌时，大多选在该肌的中份进行，以免损伤神经。

二、适应证

（一）手术麻醉

涉及软组织探查、活体组织检查，以及同侧甲状腺和甲状旁腺手术，颈动脉内膜剥脱术。

（二）疼痛治疗

专注于颈丛分布区疼痛性疾病的诊断和治疗。

三、阻滞操作技术

首先实施颈浅丛阻滞，以减轻颈深丛阻滞操作所致的患者不适。

（一）颈浅丛阻滞技术

患者的头部伸展和颈部屈曲，头转向阻滞侧的对侧。操作者用触摸定位手的手指绷紧颈部的皮肤，以显露胸锁乳突肌后缘。从乳突到第6颈椎横突结节划一条直线，将穿刺进针点标记在该连线的中点，此乃颈浅丛在胸锁乳突肌后缘后方发出分支的交汇点。

在皮肤消毒之后，采用25号穿刺针在进针点做局部麻醉药皮丘，然后将穿刺针垂直刺入皮下组织内2~3 cm。在回抽试验无血和脑脊液后，操作者将穿刺针沿胸锁乳突肌后缘在上下方向进行调整实施“扇形”浸润注射，浸润注射的范围是进针点上方和下方2~3 cm。所需的局部麻醉药液用量为10~20 mL，每次调整穿刺进针方向后，注射局部麻醉药液3~5 mL。

（二）颈深丛阻滞技术

患者的体位同颈浅丛阻滞。在乳突尖至C_6颈椎横突之间做第1条连线，C_6颈椎横突是位于环状软骨上缘的水平线上。在第1条连线后方1 cm处做第2条平行线，在该平行线上，C_2颈椎横突位于乳突下方2 cm处，C_3颈椎横突位于C_2颈椎横突下方1.5 cm处；C_4颈椎横突位于C_3颈椎横突下方1.5 cm处。使用记号笔在相对应的皮肤穿刺进针部位做标记。

采用22号穿刺针，分别自第2、第3、第4颈椎横突水平垂直于皮肤刺入穿刺针，然后向内和向尾侧方向推进穿刺针，直至穿刺针前端触及颈椎横突的骨质。向尾侧方向进针的目的是防止穿刺针不慎进入椎间孔引起硬脊膜外间隙阻滞或蛛网膜下腔阻滞。当穿刺针触及颈椎横突时，常常可诱发出异感或获得刺破椎前筋膜的明显落空感。如果穿刺针是处于正确位置，在无支持的情况下，其仍可保持与皮肤相垂直的位置。在回抽试验无血和脑脊液后，分别在 3 个穿刺进针点注入局部麻醉药液 2~4 mL，一般可获得满意的麻醉效果。颈丛阻滞成功后，即可实施单侧颈部手术。

由于颈部的椎旁间隙相互沟通，局部麻醉药液可相当容易地扩散到相邻的区域。因此，在一个部位（C_3 或 C_4 颈椎横突）注入大容量（6~8 mL）的局部麻醉药液，通常即可获得完善的颈深丛阻滞效果。在注射药物的过程中，可用手指按压 C_5 颈椎横突，以防止局部麻醉药液向尾侧扩散导致不必要的臂丛阻滞。

四、并发症和注意事项

（1）由于穿刺操作中必须让患者配合，因此，手术前用药或手术中镇静处理的程度应尽可能轻。由于苯二氮䓬类药物可能会使患者的定向力丧失，所以一般不主张应用。

（2）在穿刺操作中，必须保持朝尾侧方向推进穿刺针，以防止穿刺针误入硬脊膜外间隙或蛛网膜下腔。同时，应避免穿刺进针太深，以防止穿刺针进入椎间孔内。如果穿刺针刺破硬脊膜囊，导致局部麻醉药误注入蛛网膜下腔内，患者则可迅速出现全脊髓麻醉的症状。

（3）注射药物前应进行回抽试验，并注入 1 mL 的试验剂量，以免将局部麻醉药误注入颈外静脉或椎动脉内。局部麻醉药液 0.25 mL 注入椎动脉内即可迅速导致患者出现中枢神经系统毒性反应症状。

（4）在通过一针穿刺实施颈深丛阻滞时，可采用神经刺激器协助完成操作。将穿刺针与神经刺激器相连接，并在 C_5 颈椎横突处按常规操作方法将穿刺针刺入。若出现三角肌收缩，说明穿刺针足位于 C_5 神经根附近。在注射药物的过程中，可采用手指按压 C_5 颈椎的远端。

（5）颈深丛阻滞最常见的并发症是颈交感神经链和喉返神经阻滞，在极少数患者中，此并发症可导致患者呼吸窘迫。此外，颈深丛阻滞中尚有发生膈神经阻滞的可能，所以一天内仅能实施一侧颈深丛阻滞，尤其是肥胖或伴有慢性呼吸功能衰竭的患者，必须监测动脉血氧饱和度。

（6）在颈丛阻滞中，其他面部神经麻痹的现象较为罕见，并且常为一过性的。舌咽神经（第Ⅸ对脑神经）阻滞时，患者可出现吞咽不能、唾液分泌过多、舌后部麻木等的症状；迷走神经（第Ⅹ对脑神经）阻滞时患者可出现发音困难，副神经（第Ⅺ对脑神经）的脊髓根阻滞时患者可出现胸锁乳突肌麻痹、发音困难和吞咽不能的症状；舌下神经（第Ⅻ对脑神经）阻滞时，患者可出现舌偏斜的症状。

(7) 颈丛阻滞的其他少见并发症，包括迟发性感染、局部血肿、阻滞作用持续时间过长、颈部叩击痛、慢性肌肉痉挛等。

(8) 在应用含有肾上腺素的利多卡因实施颈丛阻滞时，约60%的患者可能出现心动过速的症状。如果在局部麻醉药液中加用可乐定，可降低患者心动过速的发生率。因此，在颈丛阻滞中和阻滞后，建议监测患者的血压和心电图（包括ST段的情况），尤其是老年患者或动脉粥样硬化患者。

第二节　臂丛神经阻滞技术

一、解剖

（一）臂丛神经的组成

臂丛神经由颈椎（C_5～C_8）及第一胸椎（T_1）的脊神经前支组成，有时亦接受C_4及T_2脊神经前支发出的小分支，主要支配整个手、臂运动和绝大部分手、臂感觉。组成臂丛的脊神经出椎间孔后，在锁骨上部，前、中斜角肌的肌间沟分为上、中、下干。上干由C_5、C_6前支组成，中干由C_7前支，下干由C_8和T_1、T_2脊神经前支构成。这三支神经干从前中斜角肌间隙下缘穿出，伴锁骨下动脉向前、向外、向下方延伸，至锁骨后第一肋骨中外缘每个神经干分为前、后两股，通过第一肋和锁骨中点，经腋窝顶进入腋窝。在腋窝内，各股神经重新组合成束，其中3个后股在腋动脉后方合成后束，延续为腋神经及桡神经；上干和中干的前股在腋动脉的外侧合成外侧束，延续为肌皮神经和正中神经外侧根；下干的前股延伸为内侧束，延续为尺神经、前臂内侧皮神经、臂内侧皮神经和正中神经内侧根。

（二）臂丛神经与周围组织的关系

臂丛神经根据其所在的位置，分为锁骨上、下两部分。

1. 锁骨上部

主要包括臂丛的根和干。

(1) 臂丛的各神经根分别从相应椎间孔穿出，走向外侧，其中C_5～C_7前支沿相应横突的脊神经沟走行，通过椎动脉的后方。然后，臂丛各根在锁骨下动脉第二段上方通过前、中斜角肌间隙，在穿出间隙前后组成三干。

(2) 臂丛的三干在颈外侧的下部，与锁骨下动脉一起从上方越过第1肋的上面，其中上、中干行走于锁骨下动脉的上方，下干行于动脉的后方。臂丛三干经过前中斜角肌间隙和锁骨下血管一起被椎前筋膜包绕，故称为锁骨下血管周围鞘，而鞘与血管之间则称为锁骨下血管旁间隙。臂丛干在颈外侧区走行时，表面仅被皮肤、颈阔肌和深筋膜覆盖，有肩胛舌骨肌下腹、颈外静脉、颈横动脉和肩胛上神经等经过，此处臂丛比较表浅，瘦弱者可在体表触及。臂丛三干至第1肋外侧缘时分为六股，经锁骨后进入腋窝，移行为锁骨下部。

2. 臂丛锁骨下部

臂丛三束随腋动脉行于腋窝，在腋窝上部，外侧束与后束位于腋动脉第一段的外侧，内侧束在动脉后方。到胸小肌深面时，外侧束、内侧束与后束分别位于第二段的外、内侧面和后面。3束及腋动脉位于腋鞘中，腋鞘与锁骨下血管周围鞘连续，腋鞘内的血管旁间隙与锁骨下血管旁间隙相连通。

3. 臂丛鞘

解剖上，臂丛神经及颈丛神经从颈椎至腋窝远端，一直被椎前筋膜及其延续的筋膜所围绕，臂丛神经实际上处于此连续相通的筋膜间隙中，因此从腋鞘注入药液，只要剂量足够，便可一直扩散至颈神经丛。

二、臂丛阻滞的适应证、禁忌证和并发症

（一）臂丛神经阻滞方法和适应证

1. 阻滞方法

目前，常用的臂神经丛阻滞方法有肌间沟阻滞法、腋路阻滞法、锁骨上阻滞法和锁骨下血管旁阻滞法。

2. 适应证

臂丛神经阻滞适用于上肢及肩关节手术或上肢关节复位术。

3. 药物

1%~1.5%利多卡因加用1∶200 000肾上腺素，可提供3~4小时的麻醉时长。若手术时间长，罗哌卡因（浓度为0.3%~0.5%）或丁哌卡因（浓度为0.25%~0.5%）可提供8~12小时的麻醉时长。不必用太高浓度的臂丛阻滞药物，而较大容量（40~50 mL）便于药物在鞘内扩散，1%利多卡因50 mL或0.5%丁哌卡因40 mL是成人可用最大量。

（二）臂丛神经阻滞常见的并发症

1. 气胸

多发生在锁骨上或锁骨下血管旁阻滞操作中，由于穿刺方向不正确且刺入过深，或者穿刺过程中患者咳嗽，使肺过度膨胀，胸膜及肺尖均被刺破，使肺内气体漏到胸膜腔，此类气胸发展缓慢，有时数小时之后患者才出现症状。气胸发生时，除了进行双肺呼吸音及叩诊检查外，还应通过X线胸部透视或摄片来明确诊断。依气胸严重程度及发展情况不同，可进行胸腔抽气或胸腔闭式引流。

2. 出血及血肿

各径路穿刺时均有可能刺破颈内、外静脉、锁骨下动脉、腋动脉或腋静脉，引起出血。如穿刺时回抽有血液，应拔出穿刺针，局部压迫止血，避免继续出血或血肿形成。然后再改变方向重新穿刺。若锁骨上或肌间沟径路引起血肿，还可引起颈部压迫症状。

3. 局部麻醉药毒性反应

多因局部麻醉药用量过大或误入血管所致。

4. 膈神经麻痹

发生于肌间沟法和锁骨上法阻滞时，患者可出现胸闷、气短、通气量减少，必要时吸氧或辅助呼吸。

5. 声音嘶哑

因喉返神经阻滞所致，可发生于肌间沟法及锁骨上法阻滞中，注药时压力不要过大，药量不宜过多，则可避免。

6. 高位硬膜外阻滞或全脊麻

肌间沟法进针过深，穿刺针从椎间孔进入硬膜外间隙或蛛网膜下腔，使局部麻醉药注入硬膜外或蛛网膜下腔。故穿刺针的方向应指向颈椎横突而不是椎体方向，并在注药前回抽检查有无脑脊液。应按硬膜外腔阻滞麻醉中发生全脊髓麻醉意外处理。

7. 霍纳综合征

多见于肌间沟法阻滞，为星状神经节阻滞所致，无需特别处理，可自行恢复。

三、各种臂丛阻滞技术的操作

（一）肌间沟阻滞法

肌间沟阻滞法是最常用的臂丛阻滞方法之一。该技术操作易于掌握，定位也相对容易，且并发症发生率较低，对肥胖或不合作的小儿较为适用，小容量局部麻醉药即可阻滞上臂、肩部及桡侧。但是，肌间沟阻滞法对肩部、上臂及桡侧阻滞效果较好，而对前臂和尺侧的阻滞效果稍差，阻滞起效时间也可能会延迟，有时需增加药液容量才能被阻滞。

1. 体位和定位

患者采取去枕仰卧位，头部偏向对侧，手臂贴体旁，手尽量下垂，显露患侧颈部。嘱患者抬头，先在环状软骨（C_6）水平找到胸锁乳突肌后缘，由此向外可触摸到一条小肌腹，即为前斜角肌，再往外侧滑动即可触到一凹陷处，其外侧为中斜角肌，该凹陷即为肌间沟。臂神经丛即由此沟下半部经过，前斜角肌位于臂丛的前内方，中斜角肌位于臂丛的后外方。斜角肌间隙上窄下宽，沿该间隙向下方逐渐触摸，于锁骨上约 1 cm 处可触及一细柔横向走行的肌肉，即肩胛舌骨肌，该肌与前、中斜角肌共同构成一个三角形，该三角形靠近底边（肩胛舌骨肌）处即为穿刺点。在该点用力向脊柱方向重压，患者可诉手臂麻木、酸胀或有异感，若患者肥胖或肌肉欠发达，肩胛舌骨肌触不清，即以锁骨上 2 cm 处的肌间沟为穿刺点。

2. 操作方法

颈部皮肤进行常规消毒后，右手持一长 22G 穿刺针（或 7 号头皮针）垂直刺入皮肤，略向对侧足跟推进，直到出现异感或手指（手臂）肌肉抽动，若此方向穿刺无异感，则以此穿刺针为轴扇形寻找异感，出现异感为此方法可靠的标志，可反复试探 2～3 次，以找到异感为好。若多次穿刺仍无法寻找到异感，可触到横突（C_6）为止。穿刺成功后，回抽无血液及脑脊液，成人一次注入局部麻醉药液20～25 mL。注药时可用手指压迫穿刺点上部肌间沟，迫使药液向下扩散，完善以尺神经阻滞。

3. 并发症及其防治

主要并发症有：误入蛛网膜下腔引起全脊麻；高位硬膜外阻滞；局部麻醉药毒性反应；椎动脉损伤；星状神经节、喉返神经和膈神经阻滞。为了预防全脊麻或血管内注药而引起全身毒性反应，注药前应回吸或每注入 5 mL 局部麻醉药回吸一次。

（二）腋路臂丛神经阻滞法

腋路沟阻滞法也是最常用的臂丛阻滞方法之一。其优点包括：①臂丛神经分支均在血管神经鞘内，位置表浅，动脉搏动明显，故易于阻滞。②没有气胸、膈神经、迷走神经或喉返神经阻滞的危险。③无误入硬膜外间隙或蛛网膜下腔的危险。

禁忌证包括：①上肢外展困难或腋窝部位有感染、肿瘤或骨折无法移位患者不能应用此方法。②上臂阻滞效果较差，不适用于肩关节手术及肱骨骨折复位等。

1. 体位与定位

患者仰卧，头部偏向对侧，患肢外展 90°～180°，屈肘 90°，前臂外旋，手背贴床或将患肢手掌枕于头下。在腋窝顶部摸到腋动脉搏动最高点在其上方为穿刺点。

2. 操作方法

皮肤常规消毒后，用左手固定腋动脉，右手持 22G 针（7 号头皮针）的针头，沿腋动脉上方斜向腋窝方向刺入，穿刺针与动脉成 20°夹角，缓慢推进。在有穿过筋膜感或患者出现异感时，放开穿刺针，则可见针头固定且随动脉搏动而搏动，表明针头已刺入腋部血管神经鞘，也可借助神经刺激器证实针头确实在血管神经鞘内，但不必强调异感。连接注射器回抽无血后，即可注入30~40 mL局部麻醉药。腋路臂丛神经阻滞成功的标志为：①针头固定且随动脉搏动而摆动。②回抽无血。③注药后呈梭形扩散。④患者自述上肢发麻。⑤上肢尤其前臂不能抬起。⑥皮肤表面血管扩张。

3. 并发症及预防

腋路臂丛神经阻滞局部麻醉药毒性反应发生率较高，可能是由局部麻醉药量大或误入血管引起的，故注药时要反复回抽，确保针不在血管内。

（三）锁骨上阻滞法

1. 体位与定位

患者平卧，患侧肩垫一薄枕，头转向对侧，患侧上肢靠胸。其体表标志为锁骨中点上方1~1.5 cm处为穿刺点。

2. 操作方法

皮肤常规消毒后，用22G穿刺针经穿刺点刺入皮肤，针尖向内、向后、向下推进，进针1~2 cm可触及第一肋骨表面，在肋骨表面上寻找异感或用神经刺激器方法寻找臂丛神经，出现异感后固定针头，回抽无血液、无气体后，一次性注入局部麻醉药20~30 mL。

3. 并发症及其预防

主要并发症有局部血肿、气胸、膈神经及喉返神经阻滞。膈神经阻滞后是否出现窒息或呼吸困难等症状，取决于所用药物浓度、膈神经阻滞深度以及单侧（一般无症状）或双侧等因素。为避免发生因双侧膈神经阻滞而引起明显的呼吸困难，不宜同时进行双侧臂丛阻滞。如临床需要，可在一侧臂丛阻滞后30分钟且未出现膈神经阻滞时，再行另一侧阻滞。进行双侧臂丛神经阻滞时应加强呼吸监测，及时发现和处理呼吸并发症。

（四）锁骨下血管旁阻滞法

1. 体位与定位

体位同肌间沟法，术者手指沿前中斜角肌间沟向下，直至触及锁骨下动脉搏动，紧靠其外侧作一标志。

2. 操作方法

皮肤常规消毒后，左手手指放在锁骨下动脉搏动处，右手持2~4 cm的22G穿刺针，从锁骨下动脉搏动处外侧朝下肢方向直刺，方向不向内也不向后，沿中斜角肌的内侧缘推进，刺破臂丛鞘时有突破感。通过神经刺激器或异感的方法确定为臂丛神经后，注入局部麻醉药20~30 mL。

3. 优点

锁骨下血管旁阻滞法的优点包括：①较小剂量可得到较高水平的臂丛神经阻滞效果。②上肢及肩部疾病者，穿刺过程中不必移动上肢。③局部麻醉药误入血管的可能性小。④不致发生误入硬膜外间隙或蛛网膜下腔的意外。

4. 缺点

锁骨下血管旁阻滞法的缺点包括：①有发生气胸的可能。②不能同时进行双侧阻滞。③穿刺若无异感失败率为50%。

（五）喙突下臂丛阻滞法

臂丛神经出第一肋后，从喙突内侧走向外下，成人臂丛距喙突最近处约2.25 cm，儿童约1.19 cm。于喙突内下方，臂丛神经穿过胸小肌深面时，迂回绕腋动脉行于腋鞘，位置较集中，走行方向与三角肌、胸大肌间沟基本一致。

1. 定位

测量喙突至胸外侧最近距离（通常为第2肋外侧缘），并作一条连线作为喙胸线。喙胸距离(mm）×0.3+8所得数值即为喙突下进针点。

2. 操作

由上述穿刺点垂直刺入，刺破胸大、小肌可有二次突破感，当针尖刺入胸小肌与肩胛下肌时，患者可感有异感向肘部传导。小儿则以突破感及针头随动脉搏动为指征。

3. 优缺点

此方法可避免损伤肺及胸膜，但穿刺角度过于偏内或在肺气肿患者中，亦有可能发生气胸；可用于上臂、肘部及肘以下部位的手术。由于穿刺部位较深，有误入血管的可能。

上述五种臂丛入路阻滞效果因各部位解剖不同而有所差异，同时上肢各部位的神经支配亦各异。因此，应根据手术部位的神经支配选择最恰当的阻滞入路。

四、上肢手术臂丛入路的选择

1. 臂部手术

肩部神经支配为$C_3 \sim C_6$神经根，颈神经丛C_4发出分支，支配肩颈皮肤；其余皮肤和深层组织受C_5、C_6支配。因此，肩部手术应阻滞$C_3 \sim C_6$神经根，包括颈神经丛和臂神经丛，故其又称颈臂丛阻滞，可进行植皮、裂伤缝合等浅表手术。由于颈丛和臂丛相互连续阻滞，局部麻醉药可以在第6颈椎平面向上向下扩散，故颈入路和肌间沟入路为肩部手术首选。由于C_3、C_4神经根在锁骨上和锁骨下入路之外，若选用这两种入路或进行锁骨上肩区深部手术（含肩关节手术），则需要阻滞 T_1、T_2 神经，故常须在腋后线加第 2 肋间神经阻滞。

2. 上臂及肘部手术

该部手术须阻滞 $C_5 \sim C_8$ 和 T_1 神经，故最佳入路为锁骨上或锁骨下入路。肌间沟入路常不能阻滞到 C_8 和 T_1，腋入路常不能阻滞肌皮神经和肋间臂神经，均为适当选择。

3. 前臂手术

前臂手术需阻滞 $C_5 \sim C_8$ 和 T_1 神经根，形成臂丛的所有分支。锁骨下入路为最佳选择，因为局部麻醉药可在神经束平面阻滞所有神经，并且易于阻滞腋部的肋间臂神经，有助于缓解上肢手术中止血带引起的痛苦，而其他入路则无法达到此效果。

4. 腕及手部手术

臂丛阻滞对腕部手术有一定困难，因为支配该区域的神经非常丰富且相互交叉支配。腋入路最常失效为拇指基底部阻滞效果不良，此处有来自前外侧的正中神经、后外侧的桡神经及上外侧的肌皮神经支配。因此，锁骨上入路和肌间沟入路为拇指基底部手术的首选。对于腕尺侧、正中神经或手指手术，腋入路常可阻滞完善。

第三节　腰丛阻滞技术

腰丛支配的皮肤感觉区主要包括下腹壁，大腿内、外侧面，大腿前面，小腿内侧面和足内侧面。通常情况下，腰丛阻滞可与腰骶丛神经阻滞联合应用于那些禁忌实施椎管内阻滞的下肢手术患者。此外，它也用于单侧下肢手术或那些禁忌实施双侧下肢交感神经阻滞的患者。

一、解剖学基础

腰丛是由 $L_1 \sim L_4$ 脊神经前支组成。在大约半数的人群中，T_{12} 脊神经前支的小部分亦加入腰丛。腰丛的分支包括髂腹下神经、髂腹股沟神经、生殖股神经、股外侧皮神经、闭孔神经、副闭孔神经和股神经。腰丛最初位于腰大肌和腰方肌之间筋膜的前方；在骨盆内，股神经、股外侧皮神经和闭孔神经位于髂肌表面，它们从腹股沟韧带深面进入大腿，股外侧皮神经邻近髂前上棘，股神经位于髂前上棘和耻骨结节连线的中点；而闭孔神经则位于更内侧的位置，紧靠耻骨结节。

髂腹下神经是来自 T_{12} 和 L_1 神经根，自腰大肌外侧缘走出后穿过腹横肌，司理耻骨上区和髋前区的感觉。髂腹股沟神经自 L_1 神经根发出，走行于腹股沟管内，司理大腿内侧面、阴囊或大阴唇前面的感觉。虽然大约35%的个体中髂腹股沟神经并入生殖股神经，但其分支仍沿上述路径走行。生殖股神经是来自L_1~L_2神经根，自腰大肌穿出后分出生殖支和股支。生殖支分布于阴囊或阴唇及其附近大腿的皮肤和筋膜；股支分布于股三角区的皮肤。

股外侧皮神经是来自L_2~L_3神经根，经腹股沟韧带外侧部深面行向下方，分布于大腿外侧面的皮肤。闭孔神经是由L_2~L_4神经根前支的前股组成，与闭孔动脉和闭孔静脉伴行穿过闭膜管，分布于股内侧区的皮肤。副闭孔神经是来自L_3~L_4神经根，仅见于9%的患者，分布于髋关节囊。股神经是腰丛最粗大的分支，由L_2~L_4神经根前支的后股组成，分出数支，分布于大腿前面和踝部以上小腿内侧面的皮肤。

二、适应证

腰丛和骶丛联合阻滞不仅可用于下肢各种手术的麻醉，而且也可用于各种下肢疼痛性疾病的诊断和治疗。

三、阻滞操作技术、并发症和注意事项

将局部麻醉药液注入包绕腰丛的筋膜鞘内即可将其阻滞。具体的操作方法包括腰大肌间隙、腹股沟血管旁和髂筋膜室腰丛阻滞3种方法。

（一）腰大肌间隙法

L_1~L_4神经根自相应的椎间孔穿出后，立即合并构成腰丛。腰丛所在的筋膜间隙称为腰大肌间隙，其内侧为脊柱腰段，后方为腰方肌，前方为腰大肌。腰大肌间隙法即是将局部麻醉药液注入该筋膜间隙内，以达到阻滞腰丛的目的。

1. 阻滞操作技术

（1）经典入路：操作时患者可取侧卧位或坐位。如果取侧卧位，应使手术侧下肢在上，身体屈曲，类似于硬脊膜外间隙阻滞或蛛网膜下腔阻滞所要求的体位。

从L_4腰椎棘突沿中轴向骶部方向作一条长3 cm的直线，从该直线的末端向阻滞侧做一条长5 cm的垂线，该垂线的外侧即为穿刺进针部位，通常位于髂嵴的内侧缘。在穿刺进针部位做局部麻醉药皮丘，将长10~15 cm的20~22号蛛网膜下腔穿刺针或硬脊膜外间隙穿刺针或长15 cm的神经刺激器专用绝缘型穿刺针垂直于皮肤刺入，然后推进穿刺针直至其触及L_5腰椎横突的骨质，此时的进针深度一般大约为5~10 cm。

然后，稍微后退穿刺针，略向头侧调整穿刺进针方向，继续推进穿刺针使其滑过L_5腰椎横突的上缘。出现落空感通常提示穿刺针针尖已进入腰大肌间隙

内。此时穿刺针已穿过腰方肌，但尚未到达腰大肌的肌质，进针深度一般为8~12 cm。可应用神经刺激器来协助定位穿刺针的位置，如刺激时出现股四头肌颤搐反应或诱发出放射至大腿的异感。亦可略向前推进穿刺针至腰大肌的肌质内，然后稍微后退穿刺针至腰大肌间隙，体验一下该过程中的阻力消失感。

在实施腰丛阻滞时，应该注意首次进针未能获得股四头肌颤搐反应或诱发出异感的情况很常见，即便是在正确穿刺进针操作的情况下亦是如此。这可能是由于穿刺针针尖从两个神经根之间穿过而未能获得神经刺激反应。如果首次进针未能获得股四头肌颤搐反应或诱发出异感，应采取以下措施：①后退穿刺针至皮肤水平，向头侧调整进针方向5°~10°后重新进行穿刺操作。②后退穿刺针至皮肤水平，向尾侧调整进针方向5°~10°后重新进行穿刺操作。③后退穿刺针至皮肤水平，向内侧调整进针方向5°~10°后重新进行穿刺操作。④后退穿刺针至皮肤水平，向头侧或尾侧移动穿刺进针点2 cm后重新进行穿刺操作。

一旦将穿刺针推进至正确位置，在仔细进行回抽试验后，分次注入局部麻醉药液30~40 mL。注药后患者应保持侧卧位几分钟，以防止局部麻醉药液向外侧扩散。

（2）Chayen入路：通过Chayen入路在腰大肌间隙内实施腰丛阻滞时，穿刺进针点更偏内侧和尾侧，位于L_5腰椎棘突和髂后上棘连线的中点处。虽然Chayen入路腰丛阻滞的穿刺操作方法基本上与经典入路相同，但在神经刺激器协助下，通过经典入路实施腰丛阻滞时，穿刺操作中患者的肌肉颤搐反应通常足见于股四头肌，而在通过Chayen入路实施腰丛阻滞时，肌肉颤搐反应则通常是见于踝部和足部。

在通过Chayen入路实施腰丛阻滞时，如果穿刺进针点的位置过高或过于偏向内侧，在穿刺进针过程中可能会碰到L_5腰椎横突或椎体。此时，应后退穿刺针至皮下组织内，再向下调整穿刺进针方向后重新进行穿刺操作，或者是在初次穿刺进针点稍下方、外侧的位置重新进行穿刺操作。

在通过经典入路实施腰丛阻滞时，局部麻醉药液在腰大肌间隙内侧向尾侧和头侧扩散，从而使腰丛和骶丛均被阻滞。相比之下，通过Chayen入路实施腰丛阻滞时，局部麻醉药液在腰大肌间隙内更倾向于向头侧和对侧以及硬脊膜外间隙内扩散。因此，在10%的患者中，麻醉范围仅局限于腰丛终末分支区，而在90%的患者中，可因局部麻醉药向硬脊膜外间隙扩散而出现双下肢和下腹部麻醉。

（3）腰大肌间隙连续腰丛阻滞技术：在腰大肌间隙内实施连续腰丛阻滞时，需要采用长10 cm的Tuohy型穿刺针，并需要神经刺激器的协助。此外，在肌内注射局部麻醉药实施浸润阻滞有助于防止推送此类直径穿刺针所致的疼痛。将穿刺针垂直刺入皮肤，持续推进穿刺针，直至其触及 L_5 腰椎横突的骨质。然后稍微后退穿刺针，略向头侧调整穿刺进针方向，继续推进穿刺针使其滑过 L_5 腰椎横突的上缘。出现落空感常常提示穿刺针针尖已进入腰大肌间隙内。在刺激电流为 0.5~1.0 mA 时通常可获得下肢肌肉颤搐反应，首先注入局部麻醉药液 15~25 mL。在置入硬脊膜外导管前，应将穿刺针前端的开口转向头侧。经穿刺针置入硬脊膜外导管 8~10 cm，然后将穿刺针退出，在退出穿刺针的同时应向内推送导管，以防止导管发生意外性脱出。

在腰大肌间隙内实施连续腰丛阻滞时，常用的局部麻醉药是 0.25%~0.125%丁吡卡因或 0.2%罗哌卡因，连续输注的速率为 6~8 mL/h。

2. 并发症和注意事项

在腰大肌间隙内实施腰丛阻滞时，应特别注意以下问题。

（1）如果穿刺进针点与中线之间的距离超过 6 cm，则可完全避开腰大肌，导致局部麻醉药不能被注射在腰大肌间隙内而获得腰丛阻滞。

（2）脊柱前方存在有大血管，如果在将穿刺针向腰丛部位推进中不仔细注意标记到达横突的深度，可能会因进针过深而误入大血管。右侧椎旁入路最常遇到的血管是下腔静脉，左侧是主动脉。在注入局部麻醉药前，应仔细进行回抽试验，并注入含有肾上腺素的试验剂量，以防止血管内注射引起的严重并发症。

（3）在神经刺激器协助下实施腰丛阻滞时，在穿刺操作时不应采用 0.5 mA 以下的刺激电流强度来获取下肢肌肉颤搐反应，因为组成腰丛的神经根足被厚厚的硬脊膜袖所包裹，如果是在低强度刺激电流下诱发出运动刺激反应，则可能说明穿刺针位于硬脊膜袖内，将局部麻醉药注入硬脊膜袖内可使其向硬脊膜外间隙或蛛网膜下间隙内扩散，从而导致硬脊膜外间隙阻滞或蛛网膜下腔阻滞。由于存在意外性蛛网膜下腔，硬脊膜外间隙或血管内注射的可能，所以在注射局部麻醉药中和后应对患者进行严密的持续性监测。

（4）在实施腰丛阻滞时，穿刺进针深度通常为 7~8 cm。如果穿刺进针深度超过 11 cm，通常可导致腹膜后注射。因此，除非病态肥胖患者，否则不必应用长度超过 15 cm 的穿刺针。

（5）如果采用较靠内侧的穿刺进针部位到达腰丛，可因硬脊膜外间隙阻滞、蛛网膜下腔阻滞或其他机制而出现双侧阻滞。

（6）如果手术部位是在下肢的上 2/3 部位，可在腰丛部位注入局部麻醉药液 25~30 mL，其余的 15 mL 药液用于坐骨神经阻滞。如果手术部位是在下肢的下 1/3 部位，则可应用局部麻醉药液 25~30 mL 实施坐骨神经阻滞，而将其余的 15~20 mL 局部麻醉药液注入腰丛部位。

（7）腰丛阻滞的起效时间一般为15~25分钟，主要取决于局部麻醉药的种类、浓度、容量和穿刺水平。通常是首先在大腿和膝部前面出现麻醉作用，在大腿外侧（L_1）出现麻醉效果或获得闭孔神经阻滞则需要较长的时间。

（二）腹股沟血管旁腰丛阻滞技术

该方法是经前方进入腰大肌间隙，亦称为下肢"3合1"联合阻滞技术。该方法的理论基础是：腰丛是被"夹在"腰大肌、腰方肌和髂肌之间，周围被这些肌肉的筋膜所包裹。所以在腹股沟韧带水平注入足够容量的局部麻醉药液，可迫使局部麻醉药液沿筋膜腔隙向近端扩散以阻滞腰丛。

1. 阻滞操作技术

在腹股沟血管旁实施腰丛阻滞的操作方法与股神经阻滞十分相似。操作时患者取仰卧位，阻滞侧下肢轻度外展。无论是阻滞哪侧肢体，习惯右手操作的麻醉科医师一般是站在患者的右侧，而习惯左手操作的麻醉科医师则是站在患者的左侧。在股动脉外侧大约1 cm，腹股沟韧带略下方处做局部麻醉药皮丘，然后将短斜面穿刺针通过皮丘刺入，为了使其能够进入腹股沟管的下方，应以45°向头端推进穿刺针。

穿刺进针中可有两次明显的突破感，一次突破感表明穿刺针已穿过阔筋膜，随后可有坚韧的阻力感，再用力推进穿刺针，当出现二次突破感时，表明穿刺针已经到达髂筋膜下，此时多数情况下能够刺激股神经，出现异感或应用神经刺激器诱发出股四头肌颤搐反应。连接注射器，在仔细进行回抽试验后，分次注入局部麻醉药液30~40 mL。在注入局部麻醉药液的过程中，应用力压迫穿刺进针点远侧的腹股沟，以促进局部麻醉药向近端扩散。

如果应用Tuohy型或Crawford型硬脊膜外间隙穿刺针，可实施连续腹股沟血管旁腰丛阻滞。在将硬脊膜外导管置入筋膜鞘前，经穿刺针注入首次剂量局部麻醉药的一部分有助于顺利完成置管操作。此外，亦可采用前述的方法将18号静脉套管置入筋膜鞘内，然后应用Seldinger（导丝引导）法将长12~15 cm的导管置入筋膜鞘内。

2. 并发症和注意事项

与腰大肌间隙腰丛阻滞技术相比，腹股沟血管旁腰丛阻滞技术的并发症更为少见。如果注药前未仔细进行回抽试验，可发生血管内注射。此外，刺破股动脉可导致腹股沟区血肿形成。

（三）髂筋膜室法

腰丛的三大主干分支股神经、闭孔神经和股外侧皮神经在其起始部位均紧贴髂筋膜后方走行，股外侧皮神经是最先从腰大肌外侧缘中点部位穿出的神经，其次是闭孔神经，从腰大肌内侧缘近骨盆上口处穿过髂筋膜间隔，而股神经在腰大肌和髂肌之间的沟内沿腰大肌外侧向下走行。研究发现，与腹股沟血管旁腰丛阻滞技术相比，在髂筋膜室注射局部麻醉药液的扩散范围更广，可将这 3 条主干神经阻滞。

1. 阻滞操作技术

该穿刺操作技术的基础是采用短斜面穿刺针可辨别两层筋膜。股三角被阔筋膜所覆盖，不过与位于阔筋膜和髂筋膜之间的股血管不同，股神经则是位于两层筋膜的下方。操作时，患者取仰卧位，双下肢平放，手术侧下肢稍外展。在髂前上棘和耻骨结节之间做一条连线，此线即为腹股沟韧带所在的部位。

在腹股沟韧带下方 3～4 cm 处，可触摸到股动脉搏动，在股动脉搏动点向外旁开一指，即为穿刺进针部位。先用 18 号锐斜面注射针做一个局部麻醉药皮丘，然后将带有外套管的锐斜面穿刺针通过皮丘刺入，为了使其能够进入腹股沟管的下方，应以 45°向头端推进穿刺针。

穿刺进针过程中可有两次明显的突破感，一次突破感表明穿刺针已穿过阔筋膜，随后可有坚韧的阻力感，再用力推进穿刺针，当出现二次突破感时，表明穿刺针和外套管已经到达髂筋膜下；稍微压低穿刺进针的角度，再向前推进穿刺针 1 cm，并将外套管送入。正常情况下，推送外套管应当十分容易。连接注射器，并用力压迫穿刺进针点远侧的腹股沟，以促进局部麻醉药向近端扩散。在证实穿刺针位于确切位置并认真进行回抽试验后，通过外套管分次注入所选用的局部麻醉药。然后，用肝素帽封闭外套管并留置，以便于手术后通过套管进行重复给药。

2. 并发症和注意事项

（1）髂筋膜室腰丛阻滞技术主要适用于膝部手术后的疼痛治疗，尤其适用于实施前十字韧带修复术的患者。

（2）操作中一定要确认股动脉向头端走行的方向，并严格保持穿刺针位于股动脉外侧，以免将其穿破。刺破股动脉可导致腹股沟区血肿形成。

（3）由于髂筋膜较致密和带有外套管的穿刺针通常较钝，所以想要获得二次突破感，必须用力推进穿刺针。因此，操作中患者的不适感可能较为明显，穿刺操作前最好先经静脉给予适量的镇静和镇痛药物。

（4）必须牢记，髂筋膜室腰丛阻滞的效果取决于局部麻醉药液容量，但必须限制局部麻醉药液的浓度，以免发生全身毒性反应。在局部麻醉药液中加入肾上腺素，有助于防止全身毒性反应的发生。

第四节　骶丛阻滞技术

坐骨神经部分来自 S_1～S_3 神经根，很显然，如果想通过椎旁神经阻滞来获得完善的下肢麻醉效果，一定要联合应用腰丛和骶丛阻滞。

一、解剖学基础

（一）骶丛

骶丛是由 $S_1 \sim S_3$ 脊神经前支、L_5 脊神经根以及 L_4 吻合支组成。L_5 脊神经根和 L_4 吻合支形成腰骶干。腰骶干和骶神经根向坐骨大孔集中，并在入臀之前并为一支。骶丛呈三角形，基底朝向骶前孔，顶点位于坐骨大孔的前内侧缘。骶丛在梨状肌的前面通过坐骨大孔，并被盆腱膜（即盆肌筋膜）所覆盖，后者将骶丛与骨盆中的脏器分开。骶丛的前面为输尿管，盆腔结肠，部分直肠，髂动脉和髂静脉。骶丛发出两组分支：侧支和终末支。侧支（前、后）供应阴部丛、髋关节、臀部结构、内收肌和腘绳肌。与下肢神经阻滞更为相关的是其终末支，坐骨神经是骶丛最主要的终末神经。本节仅介绍支配下肢的骶丛分支。

1. 臀上神经

臀上神经是在穿过坐骨大孔之前离开骶丛的，支配臀中肌和臀小肌，并止于阔筋膜张肌。

2. 臀下神经

臀下神经从 $L_5 \sim S_2$ 脊神经直接发出，穿过坐骨大孔的外侧缘进入臀部。在梨状肌下方，臀下神经沟绕臀大肌的下缘并支配之。

3. 股后皮神经

股后皮神经是从 $S_1 \sim S_3$ 脊神经直接发出，与臀下神经一起由梨状肌下面进入臀部，发出分支到臀下部（臀下皮神经）和会阴部；之后紧贴阔筋膜走行于大腿后部肌肉之间，并发出分支穿过筋膜，支配大腿后面至腘窝区的皮肤。在腘窝处，股后皮神经穿过筋膜并分为两支：一支支配大腿的后面和上面；一支沿小隐静脉至小腿中部，与腓肠神经相吻合。在梨状肌下缘，坐骨神经、臀下神经和股后皮神经彼此相互靠近。

4. 坐骨神经

坐骨神经是人体最粗大的神经。虽然其可被视为骶丛单独的终末分支，但在此水平，它实际上是由两个不同的部分汇合而成的。坐骨神经穿过坐骨大孔后，在臀大肌下斜向外走行，而其内侧有股后皮神经和臀下血管相伴行。坐骨神经走行于梨状肌前面，并在股骨大转子和坐骨结节之间的中点，转向下沿大腿走行。在大腿处，坐骨神经紧贴大收肌背而走行于股二头肌（外侧）和半腱肌、半膜肌（内侧）之间。在腘窝顶点处，甚至更高水平，坐骨神经分成胫神经和腓总神经。

在臀部，坐骨神经发出一分支到髋关节囊的后部。坐骨神经的内侧部（胫神经部分）发出分支，支配半腱肌和半膜肌、股二头肌长头和大收肌的坐骨结节部。在大腿中部，坐骨神经的外侧部（腓总神经部分）发出两个分支：一支支配股二头肌短头，另一支支配膝关节囊的后外侧部。

（1）胫神经：在腘窝，胫神经在血管外侧沿腘窝中轴走行。在小腿，胫神经最初位于胫骨后肌和比目鱼肌之间，后又位于趾屈肌和比目鱼肌间，向内下斜行。在小腿远端1/3部位，胫神经仅覆盖以皮肤和筋膜，向内绕行至内踝后方并分为两支，即足底内侧神经和足底外侧神经。在腘窝处，胫神经发出分支到膝关节囊，发出腓肠神经的一部分（腓肠内侧皮神经），并发出分支支配小腿肌肉。在小腿，胫神经发出关节支到达小腿关节、胫腓连结和骨，并支配足和趾的屈肌。在踝部和足部，胫神经支配足底的皮肤和足内侧肌。

（2）腓总神经：腓总神经沿腘窝的外侧缘下行，发出一个分支到腓肠神经，然后绕腓骨头，于腓骨颈的浅面分为浅支和深支。浅支循小腿外侧下行，支配小腿前面、外侧面和足背侧面的皮肤，以及腓骨肌、深支支配胫骨前肌和伸肌。腓总神经于足部在趾长伸肌腱和拇长伸肌之间穿出，支配第 1、第 2 趾结合部的皮肤。

（3）腓肠神经：在腘窝处，胫神经和腓总神经分别发出腓肠内侧皮神经和腓肠外侧皮神经。腓肠外侧皮神经由交通支将腓肠内侧皮神经连接起来，形成腓肠神经。腓肠外侧皮神经支配小腿外侧面的皮肤，而腓肠神经支配小腿后外侧面和足外侧缘的皮肤。

（二）骶骨

骶骨是一个三角形楔状骨块，由 5 节骶椎相互融合而成。脊柱的生理性 S 形弯曲，在骶骨处曲度最大。在直立状态下，骶骨矢状面与水平面成 40°～45°，与男性相比，该倾斜度在女性中更为明显。骶管内容纳有马尾和延伸至尾骨基底部的终丝。骶神经根的前、后支分别经骶前孔和骶后孔穿出。

在骶骨的背面存在有三条骶嵴，分别由骶椎的不同部分融合而成。骶正中嵴由上四节骶椎的棘突融合而成，是位于正中线的单一结构。骶中间嵴是由骶椎关节突融合而成的一对粗隆，其外侧为骶后孔，骶神经根后支经骶后孔离开骶骨。骶后孔的外侧为骶外侧嵴，由骶椎横突融合而成。因此，骶中间嵴和骶外侧嵴之间的凹陷，即为骶后孔所在部位。在体瘦患者身上常可触摸到该凹陷，其是骶神经阻滞时重要的体表解剖标志。骶正中嵴和骶中间嵴被骶尾后深、浅韧带所覆盖，后者与外侧的骶髂后韧带内侧部相融合。

虽然骶骨背面结构在不同个体之间存在明显的差异，但髂后上棘和骶骨角仍是重要的体表定位标志。髂后上棘（PSIS）下缘位于第 1 骶后孔和第 2 骶后孔之间的平面，即蛛网膜下腔的终止平面。骶管最下部的开口是与骶正中嵴位于同一条直线上的骶管裂孔。骶管裂孔由骶椎最末 1~2 节的椎弓板融合不完全而成。双侧骶骨角由 S_4 和（或）S_5 骶椎的椎弓根和关节突构成，其间仅通过韧带相连接。骶管裂孔外侧为第 4 骶后孔，S_4 脊神经根经此穿出，行向后方。

两排骶后孔并不十分平行，而是与中线具有一定的角度，但此角度并不像骶骨边缘那样陡。因此，在标定体表标记时，牢记此点十分重要。骶前孔与骶后孔相对应，两者经骶管腔相通。骶管的深度在上下部位不一致，在 S_1 水平(即第一骶椎水平)，骶管的深度为 2.5 cm，在 S_4 水平为 0.5 cm。采用经骶法阻滞骶神经时，记住这些数据相当重要，否则穿刺针可进入盆腔。

骶管内共有 5 对骶神经，向下走行并经骶孔穿出。这些神经在梨状肌内侧走行，并在坐骨大孔下部汇聚成坐骨神经。臀下神经经梨状肌下孔出盆腔，支配臀肌的运动。

二、适应证

与经典的“四神经阻滞”法（股神经、股外侧皮神经、闭孔神经和坐骨神经联合阻滞）相比，采用腰椎和骶椎旁入路联合实施下肢神经阻滞所需的穿刺次数和局部麻醉药用量均较少。该方法可为大腿上部、髋部和会阴部手术提供满意的麻醉效果，而周围神经阻滞则不能。因此，这种方法可用于高位截肢术及坐骨神经痛的治疗。当因创伤、感染而不能实施单个周围神经阻滞时，也可选用这种神经阻滞技术。

三、阻滞操作技术

采用经骶法实施骶神经阻滞时，患者取俯卧，髋部下面垫一个枕头。触摸人体背部下方靠近腰部两侧的髂后上棘前缘和骶骨角并做标记。在阻滞侧的骶骨角上外侧做 1 个局部麻醉药皮丘，在髂后上棘内下方 1 cm 处做另 1 个局部麻醉药皮丘，在两个皮丘连线的正中点处做第三个局部麻醉药皮丘。这 3 个皮丘分别标记第 2、第 3、第 4 骶后孔。在第 2、第 3、第 4 骶后孔连线上，于第 2 骶后孔上方 1~2 cm 处即为第 1 骶后孔，不存在第 5 骶孔。S_5 神经位于各骶孔连线上第 4 骶后孔的下方 1~2 cm 处。

由于骶骨上部表面覆盖的软组织层较厚，因此所需的穿刺针比骶骨下部节段的要长。满意阻滞 S_1~S_3 神经，通常需要长 8~10 cm 的 22 号穿刺针，骶骨下部节段阻滞需要长 5 cm 的穿刺针。由于第 2 骶后孔容易定位，因此一般首先在此部位进行操作，这有助于确定其他骶后孔的位置。将穿刺针刺向骶骨后面并稍偏向内侧，碰到骨质后停止进针。然后，后退穿刺针并重新刺入，直至经骶后孔进入骶管。穿刺针进入第 1 骶后孔的深度为 2~2.5 cm，以下各节段依次减少 0.5 cm。将穿刺针自骶后孔推进至骶前孔，穿刺针进入的深度亦大致反映了该距离。通过 X 线透视来证实穿刺针的前端位于骶骨前缘和骶前孔内。

证实穿刺针位于正确位置后，注入局部麻醉药液。在第 1 骶后孔处通常需要注入（5~7 mL）局部麻醉药液，以下各节段依次减少 1~1.5 mL。在穿刺操作中，亦可采用周围神经刺激器来提高骶神经阻滞的精确度。

四、并发症和注意事项

（1）骶神经内仅含有自主神经系统的副交感神经纤维，所以采用经骶管阻滞技术时不会出现交感神经阻滞和低血压等表现，除非注入的局部麻醉药液过多而向近端扩散至腰交感神经处。但经骶管阻滞技术可导致肠道、膀胱和括约肌的副交感神经功能丧失。

（2）如果穿刺针误入蛛网膜下腔或血管内并注入局部麻醉药，可导致极其严重的并发症。虽然一般认为硬脊膜囊的末端位于第 2 骶椎下缘水平，但研究发现硬脊膜囊末端的位置不仅具有明显的个体差异，而且可位于第 2 骶椎以下的位置，所以穿刺操作中一定要注意。

（3）穿刺针有误入盆腔内容物的可能，尤其是结肠、直肠、膀胱。如果穿刺针进入过深，到达结肠或直肠而且未被发现，会导致排泄物进入骶管内。

第四章

静脉全身麻醉

第一节　静脉全身麻醉的概述

静脉全身麻醉，即通过静脉给予药物，达到全身麻醉的目的。与其他手段相比，静脉麻醉具有给药便捷、无污染、苏醒平稳等优点，尤其适用于短小手术及特殊手术，比如气道相关手术，气管肿瘤、气管狭窄，支气管镜检查治疗；需要高频通气维持氧合的手术；心脏手术体外循环；神经外科手术等。但是，静脉麻醉也存在一些局限性，比如目前尚无任何一种静脉麻醉药能完全满足手术麻醉的需要；静脉麻醉的可控性不如吸入麻醉药；药物代谢受肝肾功能影响；个体差异较大；无法连续监测血药浓度变化等。理想的静脉麻醉效果对麻醉科医师的临床技能和药理学水平要求较高。

静脉麻醉的历史最早可以追溯至1656年。1853年，人们首次用注射器进行静脉麻醉。然而在随后的100多年里，静脉麻醉发展缓慢。主要是因为缺乏理想的静脉麻醉药和合适的给药方法。在我国，曾经有超过30年的时间普遍使用静脉普鲁卡因复合麻醉。20世纪90年代后静脉麻醉开始在我国迅速发展。静脉全身麻醉的迅速推广依赖于新的短效静脉麻醉药物、新兴的靶浓度控制输注给药系统（target controlled infusion，TCI）以及相关药理学领域的理论突破。

传统的静脉麻醉药物，如硫喷妥钠、羟丁酸钠、氯胺酮、芬太尼等，由于其固有的药代动力学特点，尽管可以用于麻醉诱导阶段，但不适合持续输注，多次给药后易造成药物蓄积，导致患者苏醒延迟。以丙泊酚、瑞芬太尼为代表的新型静脉麻醉药，无论从药代动力学或药效动力学方面都更适用于静脉麻醉的控制和调整，特别是较长时间的麻醉维持。与上述传统的静脉麻醉药物相比，麻醉苏醒质量有明显改善。

TCI技术能够按照设定的血药浓度，自动调整药物输注速度以最快达到所需的靶浓度，并维持这一浓度。尽管它是根据药代动力学模型计算出来的预期血药浓度，非实测浓度，但是在一定程度上弥补了长期以来静脉麻醉无法连续监测血药浓度变化的弱点。临床研究证明，基于白种人药代-药效模型建立的丙泊酚 TCI 系统，用于中国人是可靠的。TCI 技术更重要的贡献是为临床麻醉提供了实时血药浓度，真正将多室模型应用于临床麻醉实践中。

静脉全身麻醉在学术上的贡献体现在对药代动力学和药效动力学原理的重新认识，并衍生出一些新的药代动力学概念，如多室模型、时-量相关半衰期、生物相或效应室等。一些计算机应用的数学模型的建立，为精确给药、药物相互作用及药物调控的研究提供了可能。这些概念将在后面作简要说明。总之，由于理论的突破和创新，静脉全身麻醉才能够得到持续、深入的发展。

TCI 技术虽然在一定程度上弥补了静脉麻醉无法连续监测血药浓度变化的弱点，但毕竟不是实测浓度。假如全身静脉麻醉可以像吸入麻醉那样实时掌握药物浓度，如呼出气体中的麻醉药物浓度，并能做到精准调控，如通过挥发罐的麻醉药物浓度调整、新鲜气流的调整等，则静脉麻醉必将迎来更大发展。近年来，采用质谱仪分析呼出气体中丙泊酚浓度的研究取得了重要进展，呼气末气体中丙泊酚浓度与血浆中实测丙泊酚浓度存在良好的线性相关性。国内有研究团队利用虚拟专用服务器（VSAWSA）技术，对呼出气体中的丙泊酚进行实时监测。利用 VSAWSA 测量的丙泊酚浓度与 GC-MS（gas chromatography-mass spectrometry）测量的实际药物浓度的相关系数可以达到 0.990 4。若这些技术能够成功用于临床，则有可能真正解决静脉麻醉中连续、实时监测血药浓度变化的难题。静脉麻醉的另一个发展方向是闭环控制给药系统，即根据每位具体患者监测所得的麻醉深度和观察患者的反馈指标信息，通过计算机控制，自动调整给药的剂量和速度，从而达到理想的麻醉效果。这一技术的难点在于麻醉深度监测。麻醉深度目前主要取决于麻醉科医师的经验和判断，以及脑电双频指数等，尚缺乏精确、可量化的指标。要解决这一问题，必将为全身静脉麻醉带来革命性的变化。可以预见，静脉全身麻醉将进入加速发展时期，药物选择更为多样，技术手段更为全面，这将更好地保证患者的安全和舒适。

综上所述，静脉全身麻醉是临床麻醉技术的重要组成部分，具有给药便捷、无污染、苏醒平稳等优点。经过 100 多年的发展，随着短效的静脉麻醉药物的应用、TCI 技术的普及，静脉全身麻醉如今被广泛使用，新一代的静脉麻醉药物即将面世，新型静脉药物浓度监测技术也即将成形，这将给麻醉药理学理论带来突破和创新。

第二节　静脉全身麻醉的药理学概要

静脉全身麻醉的核心，是追求血浆（或效应室）药物浓度与临床需要的麻醉效果之间的关系。要完成这一目标，应对静脉麻醉药物的药代动力学、药效动力学有基本的认识，熟悉时-量相关半衰期（context-sensitive half time，CHT）、药物相互作用等重要概念。

静脉给予麻醉药物后，不需要吸收、转运等过程，药物直接进入血液，按照药物的特性，迅速分布于全身各处，包括效应部位，达到临床满意的麻醉深度，以及镇痛、镇静催眠、肌松等基本需求。维持一段时间后，随着药物的消除，血浆或效应室的药物浓度下降，麻醉效果逐渐消失。

理想的静脉全身麻醉，需要迅速达到有效血药浓度，立即起效，然后保持适合且较为恒定的血浆或效应室药物浓度，直至手术或有创性操作结束。此后药物浓度迅速下降，患者快速苏醒。可见，静脉全身麻醉的本质是通过控制药物浓度来调控药物效果。这种关系可通过量效曲线阐述（图4-1）。由于静脉全身麻醉通常需要持续泵注药物，持续静脉给药不同时间后药物浓度的变化，可由时-量相关半衰期（图4-2）来描述。

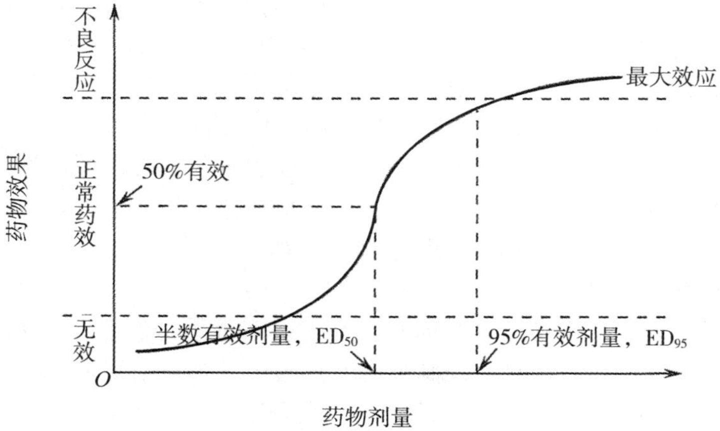

图4-1　药物的量效关系图

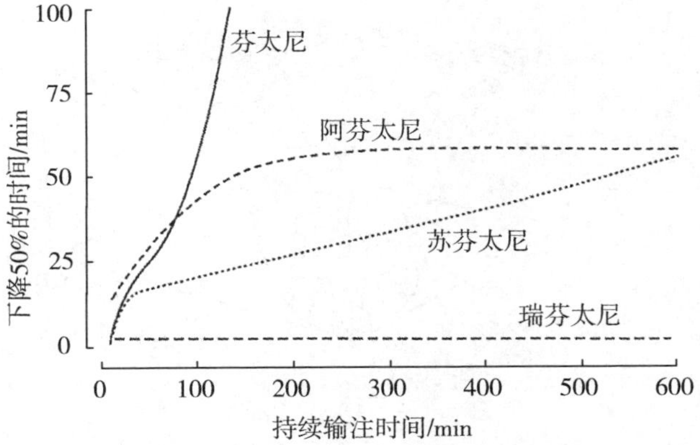

图 4-2　芬太尼类药物持续长时间输注后，血药浓度下降 50%所需时间

不同药物之间存在相互作用。同时应用多种麻醉药物时，药物的剂量与效果的函数关系可以由药代-药效模型（PK-PD）研究及预测，并用响应曲面图展示（图 4-3）。

上述这些较为复杂的药理学知识对于药物开发、研究药物之间的量效关系和相互作用至关重要。尽管临床麻醉医生可能对这些复杂的药理学内容并不熟悉，但只要对常用的静脉麻醉药物的药效及药代动力学特性有充分的了解，也可以做出理想的全身静脉麻醉。当然，如果具有深厚的麻醉药理学知识，熟悉 PK-PD 模型、了解药物相互作用的机制和规律，将更加有助于预判药物在患者体内的浓度和效应，更为精准调控麻醉的效果，更可能做出安全、舒适的麻醉。一位优秀的麻醉科医师，必然也是一位麻醉药理学家。麻醉药理学的发展和创新，也离不开临床麻醉科医师的参与。

横坐标代表药物剂量（或对数剂量），纵坐标代表药物产生的效果。随着药物剂量的增加，药物效果不断加强，逐渐从不起效到产生临床需要的效果（即正常药效），再增加剂量，则可以产生过高的血药浓度，导致副作用或毒性反应。使 50%的个体产生所需要的效果对应的剂量称为半数有效剂量（ED_{50}）；使 95%的个体产生所需要的效果对应的剂量称为 95%有效剂量（ED_{95}）。一般能使 100%个体产生有效作用的剂量为 2 倍 ED_{50}或 1. 5 倍 ED_{95}。

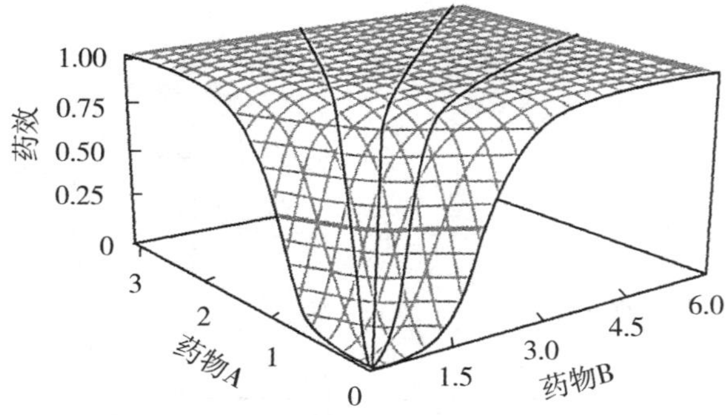

A

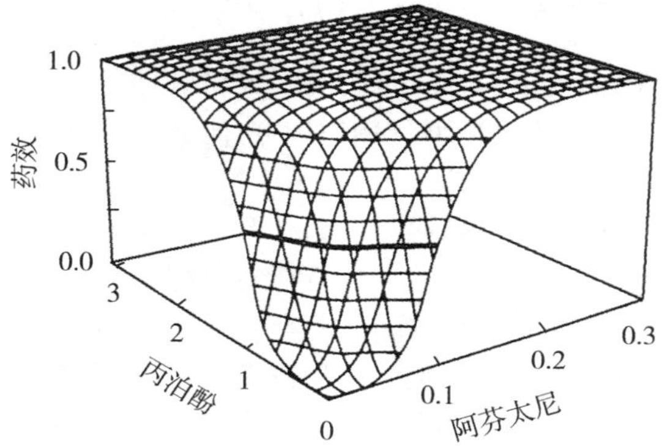

B

图 4-3　药物相互作用的药效学响应曲面模型的应用

A. 各种比例下［B/(A+B)］的药物 A 和药物 B 的同时效应作为一种新药。每一条实线代表一种“新药”的药效学 S 曲线，由若干条曲线确定一个曲面，这个曲面就是药物相互作用的响应曲面。B. 丙泊酚与阿芬太尼不同配比的相互作用的响应曲面，出现睁眼和指令反应的概率（从 10%到 90%）的等效图

第三节　静脉全身麻醉诱导

一、原则与目标

全身麻醉诱导是指在药物的作用下，患者由清醒状态进入可行使手术操作状态的过程。通过静脉推注或持续泵入麻醉药物，迅速达到镇痛、中枢神经系

统广泛抑制（意识消失、遗忘等）、肌肉松弛，以及消除全身应激反应的效果，这是全身麻醉中关键且危险的时期。期间患者可能经历循环、呼吸系统的剧烈波动，尤其是婴幼儿、高龄、以及合并心血管和呼吸系统重大疾患的ASAⅢ级及以上的患者。

静脉诱导期间必须保证患者的生命安全，这需要提供必要的呼吸支持，以维持循环系统的稳定。在此基础之上，尽量缩短诱导时间，使患者舒适、迅速地达到全身麻醉的状态。

和其他所有麻醉操作一样，诱导之前必须进行相应的物品准备。包括：核对患者和手术信息；麻醉机和麻醉工作站的准备；患者监测；抢救药品；建立静脉通道（根据手术种类、病情危重程度、预计失血量，准备相应型号的一个或多个外周静脉通道）；氧源及吸氧；呼吸支持的相关设备（如吸引器、面罩、螺纹管、球囊、喉镜、喉罩、气管导管、纤维支气管镜等）。麻醉科医师须结合手术的紧迫程度及患者的具体病情，决定是否在诱导前进一步优化，如纠正贫血、纠正内环境失衡、心律失常、严重高血压、重度焦虑、哮喘等。另外，需预计诱导过程中可能出现的情况，制定相应的麻醉计划，并配备足够的人手。

诱导药物需抽吸至注射器中，注意药物可能需要稀释至适合的浓度，并注意无菌操作，避免污染或吸入玻璃碎屑。丙泊酚可能造成注射痛，尤其会造成小儿不适甚至躁动，在丙泊酚中加入少许利多卡因可能会缓解注射痛。此外，必须注意药品配置过程中的三查七对，严防抽错药物、标签贴错等情形，否则可能带来非常严重的后果。需要泵注的药物，应注意检查输液泵是否可以正常工作、排气、载液速度，以及输液三通的连接情况。

麻醉科医师需警惕一些特殊的情形，比如通气困难、面罩给氧困难、饱胃、高反流误吸风险等，充分权衡诱导是否需要患者保留意识或自主呼吸。一些循环处于代偿边缘，或者已经严重低血压、严重缺血性心肌病的患者，应该尽量保证诱导过程中的有效灌注压，保证足够的麻醉和镇痛深度，避免因麻醉偏浅造成有害的应激反应。

综上所述，静脉全身麻醉的原则是：①诱导前必须对患者进行全面细致的麻醉评估，识别可能出现的通气或插管困难，以及可能出现的循环巨大波动，并制定相应的麻醉计划及后备计划。②诱导前必须进行全面而充分的设备、药品及人员准备。③诱导期间必须保证患者的通气和氧供，如有反流误吸的高风险的患者、插管困难患者，甚至通气困难的患者，应该有特殊的准备和计划，非常谨慎地使用全身麻醉药物。④保证诱导期间患者重要脏器的灌注，必要时可使用血管活性药物。⑤保证足够的麻醉深度，防止浅麻醉带来的有害应激反应。

二、静脉全身麻醉诱导实施

为了达到镇痛、中枢神经系统广泛抑制（意识消失、遗忘等）、肌肉松弛以及消除全身应激反应的效果，通常需要给予患者苯二氮䓬类、阿片类、丙泊酚等全身麻醉药以及肌松药等。

常用的静脉麻醉药物及其剂量和给药方法总结见表 4-1，丙泊酚的靶控输注诱导方法见表 4-2。

诱导时，注意药物的个体差异，切不可生搬硬套。给药的顺序并非恒定不变，但应保证患者无知晓。在呼吸抑制或肌肉松弛之前须使患者处于无意识状态。此外，应根据各诱导药物的达峰时间合理安排给药顺序，使各诱导药物同时在气管插管时达到各自的最大效应。静脉麻醉使用两种或多种药物麻醉诱导时，如丙泊酚联合使用咪达唑仑，各药的剂量应相应减少（表 4-3～表 4-5）。

给药后患者如果出现呼吸抑制，需要辅助通气。有的患者可能出现心率减慢、血压降低等循环抑制表现，处理原则在于保证患者的重要脏器有足够的氧供和灌注，必要时给予血管活性药物支持。如果诱导后长时间没有手术刺激，此时的循环抑制不能单纯通过减浅麻醉深度来处理。

表 4-1　常用静脉诱导药物及其用法

药物	给药方法	剂量或速度	注意事项
咪达唑仑	静脉推注	4～20 μg/kg	剂量依赖的循环抑制；可被氟马西尼拮抗
丙泊酚	静脉推注 TCI（详见后）	1.5～2.5 mg/kg 靶浓度设置 1～6 μg/mL	剂量依赖的呼吸和循环抑制；注射痛；可抗呕吐；长时间大剂量使用可导致“丙泊酚输注综合征”
依托咪酯	静脉推注	0.2～0.3 mg/kg	可致肌阵挛；易致恶心呕吐；肾上腺皮质功能抑制；心血管稳定性好
芬太尼	静脉推注	1～5 μg/kg；心脏手术：约 10 μg/kg	循环稳定性好；呼吸抑制明显；可致胸壁肌肉强直，影响通气；可致恶心呕吐；可被纳诺酮拮抗
舒芬太尼	静脉推注	0.1～0.5 μg/kg；心脏手术：约 1 μg/kg	同芬太尼
瑞芬太尼	静脉泵注	0.1～1.0 μg/(kg·min)	消除快；呼吸循环抑制较强
氯胺酮	静脉推注	1.5～2 mg/kg	呼吸道分泌物增加，幻觉、谵妄等，可联合镇静药物及抑制呼吸道分泌药物，扩张支气管
右美托咪定	静脉泵注	负荷剂量：1 ug/kg 维持剂量：0.2～1 ug/(kg·h)	可引起心率及血压变化；呼吸影响小；抗焦虑、镇静效果明显
利多卡因	静脉推注 静脉泵注	1～2 mg/(kg·h) 1～2 mg/(kg·h)	减轻应激反应；减少其他麻醉药物用量；肝肾功能不全慎用

表 4-2 TCI 丙泊酚静脉麻醉诱导

ASAI～Ⅱ级患者麻醉诱导
单纯丙泊酚诱导时血浆靶浓度一般设定为 4～6 μg/mL
复合用药诱导时丙泊酚血浆靶浓度可设定为 3～3.5 μg/mL
待患者意识丧失后丙泊酚血浆靶浓度降至 2.5～3.5 μg/mL
诱导过程中应适度补充血容量，根血压变化适时调整丙泊酚靶浓度，
必要时使用血管活性药物
ASAⅢ～Ⅳ级患者麻醉诱导
采用“分步 TCI”的方法
降低初始血浆靶浓度（如 1 μg/mL）
每隔 1～2 分钟增加血浆靶浓度 0.5～1.0 μg/mL，直至患者意识消失后行气管内插管
诱导过程要密切观察和维持血流动力学平稳

表 4-3 咪达唑仑与丙泊酚联合诱导的协同作用

意识消失	丙泊酚诱导用量/($mg \cdot kg^{-1}$)		
	合用盐水	合用咪达唑仑	用药量变化
ED_{50}	1.07	0.74	下降 45%
ED_{90}	1.88	1.03	下降 82%

表 4-4 不同剂量咪达唑仑与丙泊酚联合诱导

咪达唑仑剂量/($mg \cdot kg^{-1}$)	丙泊酚用量/($mg \cdot kg^{-1}$)			
	意识消失		BIS_{50}	
0	1.51±0.32		3.09±0.45	
0.02	0.65±0.17	↓58%	1.90±0.31	↓39%
0.04	0.53±0.12	↓65%	1.53±0.31	↓50%
0.06	0.29±0.12	↓81%	1.48±0.28	↓52%

表 4-5 阿芬太尼与丙泊酚联合诱导的相加作用

意识消失	丙泊酚诱导用量/($mg \cdot kg^{-1}$)		
	合用盐水	合用阿芬太尼	用药量变化%
ED_{50}	1.10	0.92	↓20
ED_{90}	1.62	1.24	↓30

三、静脉麻醉诱导技巧

简而言之，这种技巧建立在对药物特性深入了解的基础上，以准确把握药

物效应的高峰恰好是患者接受伤害性刺激时。这样可以最大限度发挥静脉麻醉药物的麻醉效果，从而避免副作用。

临床应用中静脉麻醉诱导的剂量因人而异，个体差异很大。例如，静脉麻醉药丙泊酚，通常麻醉诱导剂量为 2 mg/kg，一般患者使用 1 mg/kg 即可入睡。依托咪酯的通常麻醉诱导剂量为 0.3 mg/kg，半量也同样可以使患者入睡，剩下的半量可在气管插管时视患者的全身情况和对麻醉药的反应酌情给予。这样既可以保证患者平稳入睡，又可减轻气管插管的全身反应，同时避免低血压。

瑞芬太尼是芬太尼类中唯一对循环功能影响较大的阿片类药物，呈剂量依赖性地降低心率、血压和心输出量。瑞芬太尼起效快，达峰时间仅 1 分钟，为避免瑞芬太尼的循环功能抑制作用，可在给予肌肉松弛药之后再给药。虽然瑞芬太尼与芬太尼的效价比是 1 ∶ 1，但是基于它的药效学特性，通常 1~2 μg/kg 辅助丙泊酚静脉诱导麻醉即可获良好效果。

从药理学上讲，精确的诱导剂量=药物的分布容积×药物浓度。具体公式如下：

$$\text{Dose}=CT\times V_{\text{peak effect}}$$

其中，CT 是效应部位的靶浓度（表 4-6）；$V_{\text{peak effect}}$ 为峰效应时的分布容积。丙泊酚、阿片类药物已经有比较全面的有效血药浓度、分布容积等数据，但是计算较为复杂，临床麻醉医生在诱导前短时间内不易做到。具体算法简述如下。

$$V_{\text{peak effect}}=V_1\frac{C_{\text{p, initial}}}{C_{\text{p, peak effect}}}$$

其中，V_1 为中央室分布容积；$C_{\text{p,initial}}$ 为最初血浆药物浓度；$C_{\text{p,peak effect}}$ 为峰效应时血浆药物浓度。

表 4-6　芬太尼类药诱导和维持麻醉所需血药浓度　　单位：(ng/mL)

	芬太尼	阿芬太尼	舒芬太尼	瑞芬太尼
诱导和气管插管				
合用静脉麻醉药	3~5	250~400	1~3	4~8
术中麻醉维持	2~5	100~300	0.25~1	2~6
强烈伤害性刺激时	4~8	250~450	1~3	4~8
恢复满意通气	<1~2	<200	<0.2	<1~3

计算静脉诱导剂量公式中之所以选用 $V_{\text{peak effect}}$（峰效应时的分布容积），是因为从三室模型出发，如果选用 V_1（中央室分布容积），在药物达到效应室之前已发生再分布和排除，以致计算出的药物剂量偏低。单次注射芬太尼、阿芬

太尼和舒芬太尼后，达峰效应时血浆药物浓度与最初血浆药物浓度的关系是前者分别为后者的17%、37%、20%。由于在临床浓度范围内，这一比率是恒定的，因此根据上述公式计算出 $V_{peak\ effect}$（表4-7）。

表4-7 单次给药后药物的峰效应分布容积和达峰时间

药物	峰效应分布容积 $V_{peakeffect}$/L	达峰效应时间/min
丙泊酚	37	2.2
依托咪酯	-	2.0
咪达唑仑	31	2.8
芬太尼	75	3.6
阿芬太尼	5.9	1.4
舒芬太尼	89	5.6
瑞芬太尼	17	1.6

根据表4-8所显示的计算结果，芬太尼的 $V_{peak\ effect}$ 是75 L，假如要达到4.0 ng/mL的芬太尼效应室浓度，根据公式计算出的芬太尼剂量=4 ng/mL×75 L=300 μg，而达峰效应时间为3.6分钟。如果要达到3.5 μg/mL的丙泊酚效应室浓度，计算出的丙泊酚剂量=3.5 μg/mL×37 L=130 mg，达峰效应时间为2.2分钟。在临床工作中，熟悉各种药物的达峰效应时间，即可将伤害性刺激置于药物的峰效应时间窗内，从而完成安全、平稳、舒适的麻醉诱导。

表4-8 TCI丙泊酚麻醉意识消失时中国人与白种人血浆和效应室 EC_{50} 差异

参数	对象	EC_{50}	（EC_{05}~EC_{95}）
丙泊酚血浆浓度/($Mg\cdot mL^{-1}$)	白种人（n=40）	5.2	(3.1~7.3)
	中国人（n=405）	3.8	(2.9~4.8)
丙泊酚效应室浓度/($Mg\cdot mL^{-1}$)	白种人（n=40）	2.8	(1.5~4.1)
	中国人（n=405）	2.2	(1.3~3.2)
BIS	白种人（n=40）	70.9	(52.9~88.8)
	中国人（n=405）	58.0	(39.6~77.2)

注：白种人资料来自 Kenny's Group. BJA 2003，90（2）：127-131；中国人资料来自 Yue's Group. Anesth Analg 2009，108（2）：478-483。

采用TCI静脉麻醉诱导则不用进行上述复杂运算，确定适宜的靶浓度后，TCI系统会自动计算并显示达到目标血浆药物浓度或效应室药物浓度所需的剂量和时间。达到预定的诱导靶浓度后，系统将自动维持这一浓度，并实时显示血浆药物或效应室药物浓度、输注速率、给药时间和累计剂量等。TCI麻醉诱导可分为血浆靶浓度控制和效应室靶浓度控制两种方法。以效应室靶浓度控制输注丙泊酚时，有一过性血药浓度的峰值明显高于效应室浓度设定值的“超射”现象（图 4-4），容易引起外周血管扩张、低血压等不良反应。以血浆靶浓度控制输注丙泊酚，虽然麻醉起效缓慢，但诱导过程平稳，因此一般应用以血浆靶浓度控制输注丙泊酚的方法。

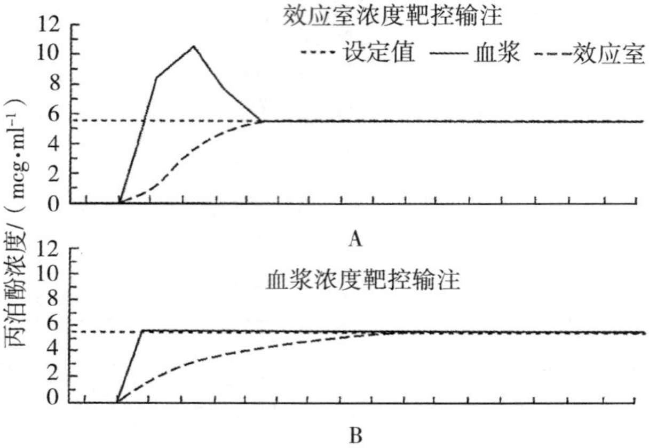

图 4-4　血浆靶浓度控制输注和效应室靶浓度控制输注

图中实线为血浆浓度曲线，虚线为效应室浓度曲线。以效应室靶浓度控制输注丙泊酚时，有一过性血浆浓度的峰值明显高于效应室浓度设定值的“超射”现象，容易引起外周血管扩张、低血压等不良反应。而以血浆靶浓度控制输注丙泊酚虽然麻醉起效缓慢，但诱导平稳

目前，尚缺乏根据我国人群的药代动力学特点计算出的 TCI 药代动力学模型。现有的 TCI 设备的数据主要基于白种人的资料。但是，白种人和中国人有明显的种族差异（表 4-8）。在完全相同的试验条件和研究方法下，中国患者在较“浅”的血浆浓度和效应室浓度下达到了较“深”的麻醉状态。例如，依托咪酯 TCI 麻醉诱导时意识消失时的效应室浓度为（0. 50±0. 22）μg/mL。

国内多中心、大样本的临床研究发现，中国患者丙泊酚 TCI 麻醉诱导时意识消失点的丙泊酚血浆半数有效浓度 EC_{50} 和效应室的半数有效浓度 EC_{50} 分别是 3. 8 μg/mL 和 2. 2 μg/mL（图 4-5），性别之间无差别；随年龄增长，意识消失时的丙泊酚浓度有所下降。

来自国内多中心、大样本的临床研究，中国患者丙泊酚 TCI 麻醉诱导，意识消失点的丙泊酚血浆 EC_{50} 和效应室 EC_{50} 分别是 3. 8 μg/mL 和 2. 2 μg/mL。性别之间无差别；随年龄增长，意识消失时的丙泊酚浓度有所下降

氯胺酮可用于小儿、短小操作和手术。其优点在于不抑制呼吸，镇痛作用

显著，以及支气管扩张效果。但应注意氯胺酮可引起呼吸道分泌物增加，成人应用易产生精神症状。因此通常与苯二氮䓬类、右美托咪定以及阿托品、长托宁等抑制呼吸道分泌药物的联合使用。近年来，氯胺酮的抗抑郁作用、抗炎作用以及对神经病理性疼痛的治疗效果逐渐成为研究热点。

利多卡因是经典的酰胺类局部麻醉药，也是抗心律失常一线用药。近年来的基础研究发现，除了钠通道阻滞效应以外，利多卡因还具有钾离子通道阻滞、超极化激活环核苷酸门控阳离子通道阻滞，TRP 通道抑制，以及 NMDA 受体阻滞效应。这些作用涉及炎性疼痛、神经病理性疼痛等多个疼痛通路。临床研究证实围手术期静脉给予利多卡因具有减轻全身应激反应、减少其他麻醉药物用量、术后镇痛、促进术后肠道功能恢复等作用。但由于药物代谢较慢，肝肾功能障碍患者应避免使用。

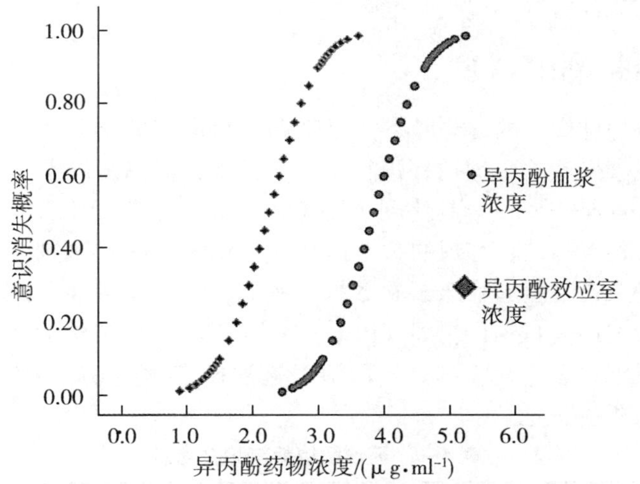

图 4-5　意识消失时丙泊酚的血浆和效应室浓度概率曲线

第四节　麻醉维持

一、原则与目标

静脉全身麻醉的维持需要在满足患者安全的前提下，提供满意的麻醉深度、足够的镇痛、适宜的肌肉松弛以及抑制应激反应。麻醉科医师需要充分了解手术或有创操作的大致步骤。一般来说，普通手术中伤害性刺激的强度，以及肌松的要求并非一成不变。应尽量在伤害性刺激发生之前保证足够的镇痛，在需要肌松的手术步骤之前使患者达到满意的肌肉松弛状态。要达到上述目的，除了对静脉麻醉药物的药代动力学和药效动力学特性有充分的了解外，也要对患者进行持续、密切的监测和评估，并对手术进程有充分的认识。

此外，必须考虑到麻醉维持药物对患者苏醒过程的影响。例如，芬太尼等持续输注半衰期较长的药物，并不适宜用于术后需要拔除气管导管回普通病房的患者。瑞芬太尼等超短效的阿片类药物持续泵注可以用于麻醉维持，但是单用瑞芬太尼镇痛，停药后短时间内可出现暴发性疼痛。中、长效肌松药大剂量使用，尤其是在手术邻近结束时大剂量使用，可能导致术后药物残留。保证静脉通道通畅、维持恒定的泵注药物载液速度对静脉全身麻醉至关重要，否则可能导致术中知晓或体动。麻醉深度的监测非常重要，推荐使用脑电双频谱指数（bispectral index，BIS）监测，麻醉中维持 BIS 在 40~60。麻醉科医师对患者的连续观察和临床经验等主观判断也必不可少。

二、维持麻醉深度

通常维持静脉麻醉的方法是参考已知的维持麻醉的给药速率，麻醉科医师根据经验和观察患者的生理指标进行调节。例如，丙泊酚麻醉维持给药的速率一般为 5~12 mg/(kg・h)。具体到个别患者的麻醉维持，什么速率合适，一方面，需要麻醉科医师结合客观的参考标准（如 BIS 监测）来判断和决定。另一方面，可参考来自文献的临床试验数据，例如，使群体患者意识消失的丙泊酚输注速率为 6.6 mg/(kg・h)，即 110 μg/(kg・min)。丙泊酚输注速率与患者记忆功能的关系可以参考表 4-9。当丙泊酚输注速率达到 67 μg/(kg・min）时，约 80%的患者失去记忆。

表 4-9　丙泊酚镇静与记忆功能

丙泊酚剂量/($\mu g \cdot kg^{-1} \cdot min^{-1}$)	外显记忆保存/%
8	88
17	86
33	65
67	18

TCI 技术是将药代动力学理论用于临床麻醉实践的典范。与持续输注方法不同，TCI 能够自动计算出达到设置的血药浓度所需的给药速率，并使麻醉从诱导到维持成为一个连续的过程。

TCI 系统显示的血浆和效应室的靶浓度是根据药代动力学推算出来的，前提是假设患者血浆药物浓度为零，实际浓度未知。如果 TCI 系统一旦中断工作，可能会有两种情况：一是操作者人为将注射泵停下来，如注射器内药液走空，需要更换，此时 TCI 系统会将停泵时间记录下来，并继续按药代动力学原理进行计算，一旦注射泵重新工作，可以自动调整泵速，恢复原靶浓度。二是退出系统，如发生故障；TCI 重新工作时，不会考虑体内现存药量，仍将机体血浆浓度视为零，如此推算出来的靶浓度将与实际情况误差很大。因此，在临床工作中需要注意这一点。

TCI 技术为静脉麻醉维持期间靶浓度的调节提供了方便，然而镇静催眠药与镇痛药的相互作用，使靶浓度的调节变得复杂。一个好的 TCI 管理，镇静催眠药应该缓慢诱导达到意识消失，记录意识消失时镇静催眠药的效应室浓度，麻醉维持时只要略高于这个镇静水平的效应室浓度即可。这样也可体现个体化诱导和维持。意识消失时和苏醒时的效应室浓度基本是同一水平，因此停药后也可根据意识消失时的效应室浓度大致判断苏醒所需的时间。临床研究证实，麻醉维持时镇静药的浓度不宜过高，其他问题可用麻醉性镇痛药来解决。例如，依托咪酯 TCI 麻醉，意识消失时的效应室浓度为（0.5±0.22）μg/mL。由于依托咪酯没有镇痛作用，与瑞芬太尼联合实施静脉麻醉时，需要持续输注较大剂量的瑞芬太尼，可达到 0.3～0.4 μg/(kg·min）甚至更高。术中麻醉维持依托咪酯 TCI 的效应室浓度为 0.3 μg/mL 就可以达到满意的麻醉深度，BIS 值维持在 50 左右，并且极大地提高了麻醉恢复质量，明显减少麻醉恢复期的躁动和术后恶心呕吐症状。

全凭静脉麻醉被列为术中知晓的高危因素。术中知晓定义为全身麻醉下的患者在手术过程中出现了有意识的状态，并且在术后可以回忆起术中发生的与手术相关联的事件。麻醉深度维持在略高于个体意识消失的效应室浓度，是否可以防止术中知晓还缺乏循证医学的依据。不像吸入麻醉，已被证实只要维持呼气末麻醉药浓度大于 0.7MAC，即可有效预防术中知晓的发生。相关研究也已证实，全凭静脉麻醉中用 BIS 监测，维持 BIS 值在 40～60，可以将发生术中知晓的高危人群的知晓发生率降低 80%以上。

丙泊酚长时间大量输注可能出现丙泊酚输注综合征。对于术前即存在脂肪代谢障碍，尤其是胰腺炎的患者，应该尤为警惕。丙泊酚输注综合征，以代谢性酸中毒、低血压、横纹肌溶解、肝脏肿大、肝脏脂肪浸润、高钾血症、心律失常、心力衰竭等为临床表现，为少见但致命的综合征。发生机制与丙泊酚的心血管抑制、线粒体呼吸链的抑制、脂代谢的影响及代谢产物的作用相关。小儿、头部创伤、大剂量长时间使用丙泊酚的患者应警惕，需要早期识别、及时停药，以及进行呼吸循环支持、血透等处理。新型水溶性丙泊酚的应用也许可以避免这种情形。

三、维持镇痛

手术的伤害性刺激程度在手术中并非一成不变，不同程度的伤害性刺激，如气管插管、切皮、胃肠道探查、切开硬脑膜等，所需的血浆药物浓度也不同。术中伤害性刺激的变化、患者的反应性变化，都需要麻醉科医师随时观察，及时调整靶浓度。提前预防性地改变靶浓度来对抗伤害性刺激，比伤害性刺激导致机体出现反应后才处理要平稳得多，对机体的干扰和影响也小得多。

麻醉中阿片类药持续输注的问题比较特殊。适用于持续输注的阿片类药物应该是速效、短效药；长时间输注，停药后药物浓度能迅速下降，达到不抑制患者自主呼吸的水平。常用的阿片类药物中，芬太尼最不适合持续输注。从图4-2可以看出，芬太尼持续输注100分钟后的半衰期（时-量相关半衰期）已超出其输注时间的本身，因此不适合持续输注。

舒芬太尼的时-量相关半衰期特点表明，它比较适合用于持续输注。手术中，阿片类药物采用持续输注或TCI输注的血药浓度设定见表4-10。图4-2显示舒芬太尼持续输注3~4小时，停止输注后，血药浓度下降50%的时间为25~30分钟。舒芬太尼对心血管系统几乎没有影响，在心血管手术麻醉时可以用到很大的剂量，且安全性非常好。唯一担心的是阿片类药物的呼吸抑制作用。一般手术麻醉维持，舒芬太尼的输注速率为0.25~1.0 μg/(kg·h)。相当于60 kg的成人，每小时输注15~60 μg舒芬太尼。如果间断给予舒芬太尼，剂量为2.5~10 μg。

表4-10　芬太尼类药物诱导和维持麻醉所需血药浓度

（单位：ng/mL）

诱导/维持	芬太尼	阿芬太尼	舒芬太尼	瑞芬太尼
诱导和气管插管				
合用静脉麻醉药	3~5	250~400	1~3	4~8
维持				
术中麻醉维持	2~5	100~300	0.25~1	2~6
强烈伤害性刺激时	4~8	250~450	1~3	4~8
恢复满意通气	<1~2	<200	<0.2	<1~3

舒芬太尼TCI配合静脉麻醉药用于麻醉诱导时，防止气管内插管引起的心血管反应的半数有效血浆浓度为1.08 ng/mL（0.73~2.55 ng/mL）。推荐的用法是麻醉诱导时，将舒芬太尼TCI血浆靶浓度设置为2.0 ng/mL，待效应室浓度上升达到0.5 ng/mL时，可以满足气管插管所需的深度。术中维持TCI血浆靶浓

度为0.25~3.0 ng/mL（表4-11）。文献报道，术中血浆舒芬太尼浓度低于0.5 ng/mL，会导致其他补救措施增加。同理，也需要手术结束前30分钟，停止输注舒芬太尼。

瑞芬太尼的速效和超短效的优越特性，使其特别适合静脉麻醉维持期长时间持续输注。由于其停药后恢复时间（3~6分钟）几乎不受持续输入时间的影响，因此无论用恒速方法输注还是TCI方法输注，均能良好控制。瑞芬太尼被认为是阿片类药药理学上的新发展。瑞芬太尼有独特的代谢机制——被非特异性的水解酶持续水解，因此其恢复几乎不受持续输入时间的影响。图4-2显示，持续输注瑞芬太尼无论是1小时还是10小时，停药后其恢复时间不变，均是3~6分钟，较其他阿片类药有质的差别。瑞芬太尼持续输注的常用速率在0.1~1.0 μg/(kg · min)，剂量范围很宽，由麻醉科医师根据手术刺激程度的大小和患者反应程度的强弱来调节。由于起效快，加深或减浅麻醉十分迅速，安全性也得以提高。临床麻醉维持常用的瑞芬太尼输注速率为0.2~0.4μg/(kg · min)。瑞芬太尼以TCI方法给药时，术中维持血浆靶浓度为2.0~8.0 ng/mL（表4-10）。

与间断给药相比，手术中阿片类药采用持续输注或TCI输注给药有很多优点：①可减少总用药量。②可血流动力学稳定。③可减少副作用。④可减少追加。⑤意识恢复迅速。但是适用于TCI输注的阿片类药应该在血与效应室之间的转运非常迅速；并且停药后药物浓度能迅速下降，可达到患者清醒和不抑制呼吸的水平。

TCI技术解决的是持续输注时，维持特定药物浓度的输注速率问题。EC_{50}是药效学的概念，解决的是针对术中不同的刺激，选择不同的药物浓度问题。两者相结合，即药代-药效模式（PK-PD）解决了药物浓度和效应的时间过程，即麻醉维持过程。图4-6显示了，丙泊酚和瑞芬太尼的PK-PD模式，反映出该药的血药浓度在EC_{50}至EC_{95}效应窗内变化的时间过程。PK-PD模式不仅可以用于单一药物，也可以用于反映两种药物相互作用后的结果，并且可以通过计算预测以当前给药方式，15分钟后的麻醉水平（深度）点。

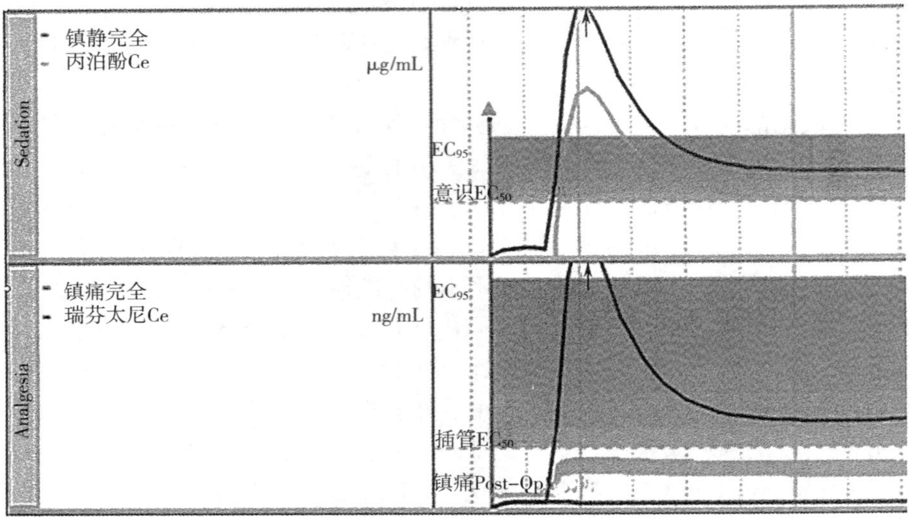

图 4-6　丙泊酚和瑞芬太尼的 PK-PD 模式

四、维持必要的肌松

大部分手术需要肌肉松弛。既要保证满足手术需要，又要兼顾术后患者能够迅速恢复，需要根据手术种类和时间长短选择合适的肌松药物，监测肌肉松弛的程度，以及熟悉手术进程。避免在手术结束前，给予大剂量、长效肌松药。必要时可给予肌松药物拮抗剂。

临床工作中，大部分患者适用间断静脉推注肌松药。静脉持续泵入肌松药的方法适用于不需要术后拔管，并对肌松要求非常高的手术。

药代-药效模式反映镇静催眠药丙泊酚和镇痛药瑞芬太尼的血药浓度在 C_{50} 至 C_{95} 效应窗（上部为意识消失，下部为气管插管反应消失）内变化的时间过程。

第五节　麻醉恢复

一、原则与目标

麻醉恢复期是非常关键且充满危险的时期。患者在恢复过程中可能出现谵妄、躁动、呼吸抑制、循环波动等一系列威胁生命安全的事件。因此，麻醉恢复的目标为在保证患者生命安全的基础上，尽量实现平稳、舒适的麻醉苏醒。

在苏醒的过程中，保证重要脏器的充分灌注和氧供，提供足够的术后镇痛，使患者的肌力充分恢复，意识清醒。这不但需要麻醉医生具备相应的药理学知识，更需要细致地观察和评估患者。

患者的苏醒取决于体内药物浓度下降，而非外加刺激。因此用力拍打、大声呼唤，有时甚至采用气道内刺激等极端的方法并不能真正加速患者恢复。采用这样的方法，即使患者在手术室中醒来，回到普通病房后也可能出现意识障碍，甚至造成严重的后果。此外，人为造成 CO_2 蓄积等方法来刺激自主呼吸恢复似乎也不可取。这需要严密的呼末 CO_2 监测，以防止 CO_2 分压过高，导致 CO_2 麻醉。CO_2 潴留也可能造成心率增快，血压升高等不良反应，对心血管系统已有疾患的患者不利。

麻醉恢复室（post anesthesia care unit，PACU）为患者的术后恢复提供了安全保障，同时也提升了手术间的使用效率，缩短了连台手术的中转时间。PACU 至少需要一名资深麻醉主治医师，以及若干名麻醉护士，为患者提供持续监护、氧气吸入、术后镇痛，以及对其他突发情况进行处理；需要配备麻醉机、抢救药物和设备、气道相关设备及物资，以及其他常用药物。

二、麻醉苏醒相关药理学知识

药物浓度在体内下降的快慢主要取决于药物消除半衰期的长短。理论上，单次给药后，经过 4~5 个半衰期，体内的药物基本被排除（表 4-11）。

表 4-11　药物消除半衰期

半衰期数量	药物剩余/%	药物排除/%
0	100	0
1	50	50
2	25	75
3	12.5	87.5
4	6.25	93.75
5	3.13	96.87

但是较长时间持续输注后的半衰期并不遵循这一规律。药物持续输注停止后，药物浓度的下降比单次负荷剂量给药后的下降要慢。这与输注时间的长短有关。输注时间越长，停止输注后药物在血浆和效应室衰减得就越慢。这一现象的发生主要是因为随着输注时间的延长，周边室里的药物渐渐地充满，导致周边室和中央室浓度梯度减小，停药后，药物由中央室向周边室分布减慢，当中央室的药物浓度小于周边塞的药物浓度时，药物将反向流动。输注时间更长

的话，周边室和中央室的药物浓度最终达到平衡，此时继续输注将不会再加重停止输注后药物浓度衰减变慢的情况。因此，又提出时-量相关半衰期的概念。时-量相关半衰期是指维持恒定血药浓度一定时间后停止输注，中央室的药物浓度下降 50%所需的时间，其不同于药物消除半衰期（$T_{1/2}$）。

常用的静脉麻醉药的时-量相关半衰期随输注时间的延长而变化（图 4-7）。了解常用静脉麻醉药物的时-量相关半衰期，可以根据泵注时间、患者个体情况以及手术进程，合理安排停药时间，并且预测患者可能苏醒的时间，使患者在手术结束时能最大限度地减浅麻醉，恢复肌力，避免镇痛药物的大量蓄积，但又可提供足够的术后镇痛。

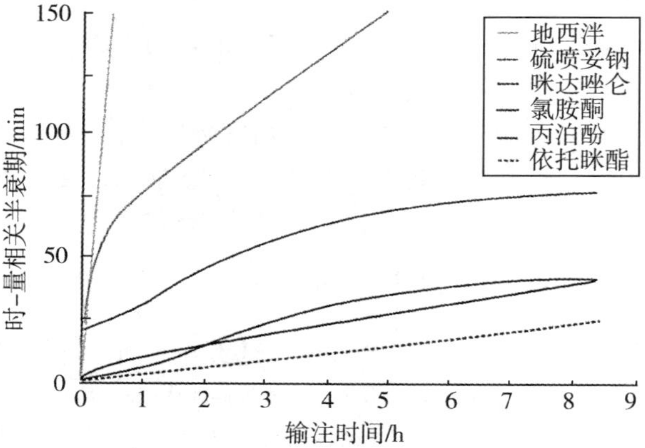

图 4-7　常用静脉麻醉药的时-量相关半衰期

TCI 系统降低靶浓度，计算机所能做的工作就是停泵，然后完全依赖该药在体内的重新分布与代谢。根据药代动力学参数，计算出何时下降到麻醉科医师设置的靶浓度，再重新开启注射泵维持该靶浓度。这方面，TCI 输注的可控性不如吸入麻醉。

根据麻醉药的时-量相关半衰期，选择药代动力学特性优越的丙泊酚（图 4-8）、依托咪酯、瑞芬太尼等麻醉。

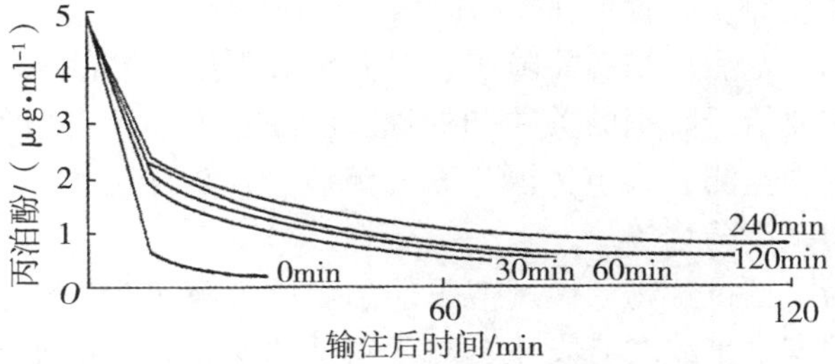

图 4-8　丙泊酚 TCI 输注停药后的血药浓度变化

TCI 系统在停药后可以继续计算随时间推移药物浓度的下降，并显示逐渐降低的血浆和效应室浓度。停药后，可根据不同临床目标点的血浆和效应室浓度，判断患者恢复所需的时间。患者意识消失时和苏醒时的丙泊酚效应室浓度基本是同一水平，因此停药后可根据意识消失时的效应室浓度，判断其苏醒所需的时间。只要在 TCI 系统中记录或输入患者个体丙泊酚麻醉诱导入睡（意识消失）时的血浆和效应室浓度，TCI 系统就可以推算出停药后达到清醒所需的时间。

同理，利用药代动力学和药效动力学模型，可以推算出阿片类药物使患者从麻醉状态到苏醒状态，可以拔除气管导管的时间，即恢复满意自主呼吸的时间。例如，舒芬太尼在麻醉恢复期，达到满意通气水平的血药浓度为 0.2 ng/mL。如果麻醉维持 2~3 小时，停药后舒芬太尼血浆药物浓度下降 50%，大约需要 25 分钟。也就是说，如果在手术后期，将血浆中舒芬太尼的浓度维持在 0.4 ng/mL，停药后 30 分钟舒芬太尼的浓度将降至 0.2 ng/mL 以下，达到了恢复满意通气的水平，此时可以拔除气管内导管。舒芬太尼时-量相关半衰期不如瑞芬太尼优越，但是了解舒芬太尼的药代动力学和药效动力学特性，在麻醉维持和恢复时，仍然可以控制得得心应手。通常，对于 3~4 小时的手术，在手术结束前 30~40 分钟停止舒芬太尼 TCI 输注，手术结束时麻醉恢复迅速平稳。

产生呼吸抑制的瑞芬太尼血药浓度和效应室浓度都低于疼痛反应消失时的浓度。国内的研究结果表明，瑞芬太尼产生呼吸抑制时的 TCI 血浆和效应室半数有效浓度分别为 3.1 ng/mL 和 2.1 ng/mL。舒芬太尼产生呼吸抑制时的 TCI 血浆半数有效浓度为 0.14 ng/mL。

三、静脉麻醉苏醒的注意事项

由于静脉麻醉独特的给药方式，药物消除依赖于患者的肝肾功能。对于肝功能及肾功能严重受损的患者，在苏醒阶段应该尤其小心。总的来说，静脉全身麻醉苏醒质量较好，患者可在短时间内完全清醒。

但是，躁动、术后认知功能障碍、术后恶心呕吐、寒战等症状仍有可能在恢复期出现，需要给予特别的关注和处理。应注意上述不良事件高危人群的预防工作，比如术中监测和维持体温、充分镇痛、预防性给予止吐药物、高龄患者避免使用抗胆碱类药物等。

有研究认为，拮抗药物的使用似乎使患者的苏醒更为安全，但由拮抗药物使用不当造成的安全事故时有发生。对于新斯的明是否影响术后肺功能恢复仍存在争论。在心律失常、低血压、肠梗阻、哮喘、迷走张力增高、甲亢、帕金森病患者，以及明显心血管疾患的患者，新斯的明可能造成患者原发疾病加重。新斯的明的半衰期约 1 小时，应警惕新斯的明作用消除后出现肌松药物作用的反转。因此，新斯的明的给药时机非常重要，一般应至少待自主呼吸基本恢复后。纳诺酮拮抗阿片类药物需要注意随后出现的暴发性疼痛。氟马西尼可特异性地拮抗苯二氮䓬类药物，对其他药物导致的意识障碍可能效果有限。

第五章

术后镇痛技术

第一节　术后疼痛的评估及镇痛方法

术后疼痛是机体对疾病本身及手术造成的组织损伤的一种复杂的生理反应。国际疼痛研究会将疼痛定义为：疼痛是由于组织损伤或潜在损伤引起患者感觉或情绪上的不愉快经历；其结果是对患者术后恢复产生众多的不良影响，严重损害患者的身心健康，也是术后并发症和死亡率增多的重要因素。

一、术后疼痛的影响因素及疼痛的评估

影响手术后患者疼痛的性质、强度和持续时间的因素可概括为：①外科手术部位、性质和手术持续时间。②切口与外科创伤的类型及程度。③患者的生理与精神状态。④手术前患者的精神、生理与药物准备状况。⑤术后是否发生与手术有关的并发症。⑥麻醉方式与麻醉用药。⑦术后监护质量。⑧术前消除疼痛刺激的程度等。这些因素结合手术患者的具体情况互有差别。一般而论，术后疼痛程度和应激反应的大小取决于患者所经历手术的大小和部位，局部麻醉、神经干阻滞下行体表、四肢较小外科手术，手术后疼痛程度一般较轻，引起的病理生理改变也较小。相对而言，颅内手术的手术范围较小，脑组织中又缺乏疼痛感受体，因此引起的应激反应也小。而胸腔、腹腔内上腹部手术常产生术后显著疼痛，并可诱发术后较显著的神经和内分泌应激反应。

为了获得比较客观的诊断疼痛的方法，医学专家们进行了许多尝试。但迄今为止，尚没有一种精确可靠的疼痛评估方法，这给疼痛的客观辨识带来了一定的困难。目前，对疼痛强度的评估主要是依据患者的主观描述，常用的方法如下。

（1）口述疼痛分级评分法：由一系列描述疼痛的形容词组成。其将痛分为无痛、轻微疼痛、中等程度疼痛和剧烈疼痛，由患者选择每级为 1 分，若患者

选择“剧烈疼痛”其疼痛评分为4。此法虽不够精确，但很简单，患者容易理解。

（2）术后患者临床表现疼痛分级法：依据世界卫生组织（World Health Organization，WHO）标准和术后患者临床表现，可将术后疼痛分为4级。

0级：无痛，患者咳嗽时，伤口无痛。

1级：轻痛，轻度可忍受疼痛，患者能正常生活，睡眠基本不受影响。咳嗽时感觉伤口轻度痛，但可保持有效的咳嗽。

2级：中痛，中度持续的疼痛，患者睡眠受到干扰，需用镇痛药。患者怕咳嗽，怕轻微震动。

3级：重痛，强烈持续的剧烈疼痛，患者睡眠、咳嗽以及呼吸可受严重干扰，需用镇痛药治疗。

（3）数字疼痛评分法：数字疼痛评分法（numerical rating scale，NRS）要求患者用0~10这11个点或0~100共101个点来描述疼痛强度。0表示无痛，疼痛较强时增加点数，10表示最剧烈疼痛无法忍受。该方法是临床上最简单、最常使用的测量主观疼痛的方法，患者容易理解，可使疼痛的评分更加数据化，主要用于临床科研和镇痛药研究领域。

（4）视觉模拟疼痛评分法：视觉模拟疼痛评分法（Visual analogue scale，VAS）采用1条10 cm长的直线或尺，两端标明有：0代表无痛，10代表最剧烈的疼痛，由患者在直线或尺上标出自己疼痛的相应位置，然后用尺测量出疼痛强度的数值或评分。目前多使用正面为0~10或0~100的游离标尺，背面有0~10或0~100数字的视觉模拟评分尺，患者移动标尺达到自己疼痛的位置时，可立即在尺的背面看到具体数字，简单方便。目前，认为本法是较敏感和可靠的测痛方法。

（5）小儿疼痛评估法：小儿疼痛评估比较困难。一般根据：①小儿的痛觉主诉。②家属、医护人员观察评估。③血压、心率和呼吸等生理参数改变。④哭、躁动等行为表现。但新生儿及5岁以下小儿难以表达疼痛感觉，临床观察常不可靠，生理参数只在严重疼痛时才改变。一般认为对新生儿及幼儿术后疼痛评估时行为改变比较有价值，疼痛时可有躁动、肌张力增加明显、哭泣等表现。6岁及以上能合作的小儿可应用视觉模拟尺，标尺刻度旁画有易为小儿理解的笑及哭的面谱示意图，让小儿在标尺上指出自己的疼痛程度，但应预先教会小儿理解不同图像的意义。临床研究已证实，行为和生理改变与病儿疼痛主诉明显相关。

二、术后镇痛方法

1. 口服给药

一般认为，对手术中度和重度疼痛的治疗不宜采用口服给药。目前，有新的给药途径如经皮肤或口腔黏膜给药等，已用于临床。

2. 胃肠道外给药

胃肠道给药是治疗术后中度、重度疼痛的主要方法。尤其是新镇痛药和新的镇痛技术的出现，使术后镇痛更为安全和有效。

（1）肌肉注射（肌注）：与口服给药相比肌注具有起效快、易出现峰值作用，但药物剂型和注射局部血流量会影响药物的吸收，且在不同患者之间应用同样药物，其血药浓度差异很大（3~5 倍），以及峰值作用时间长短不一。但其目前仍是我国围术期镇痛的主要给药途径之一。常用的药物有哌替啶、曲马多等。

（2）静脉注射（静注）：静注麻醉性和非麻醉性镇痛药能比肌注更快地达到镇痛的有效血药浓度，即起效时间短。对于术后患者已有静脉通路，应用静注较为方便、迅速。由于药物在体内很快重新分布，单次静脉应用时血药浓度达峰值后迅速下降，因而作用持续时间相对较短，要求反复用药。用静脉连续滴注的方法较好。

（3）患者自控止痛：是近年来应用于疼痛治疗学的一项新技术，它可以使用多种镇痛药物，经不同途径（包括静脉、硬膜外腔等）给药，治疗分娩性疼痛、术后疼痛和癌性疼痛。患者自控止痛法的最大优点是能做到用药剂量个体化。

3. 椎管内镇痛

（1）蛛网膜下腔镇痛：单次蛛网膜下腔注射阿片类药物可提供长时间镇痛作用，起效时间与药物脂溶性相关，作用持续时间取决于药物亲水成分。但单次注射药物有效剂量筛选困难。吗啡注入后因其脂溶性低，与脊髓受体结合缓慢，因而起效也较缓慢；从受体部位的缓慢释放表现为作用时间持久。此外，其亲水性易于在脑脊液中向头侧扩散，产生较广泛的镇痛平面，作用于脑部时可抑制呼吸。一般在给药后 6~10 小时内发生，23 小时左右患者呼吸功能可恢复正常。

（2）硬膜外镇痛：优点是不良反应少，药物有效剂量筛选容易，可以重复应用，而且安全、方便。由于药物必须透过硬脊膜产生作用，所以所用剂量和浓度比蛛网膜下腔镇痛时的量要大。

三、疼痛机理和镇痛的新概念

1. 疼痛的新机理

传统理论认为，疼痛的形成是由于伤害刺激被相应的感受器接受后，经中枢整合，传送至大脑而形成痛觉。但这种理论只能解释一般感受的伤害性疼痛，而对神经源性疼痛、特发性疼痛及临床疼痛的特异现象却很难解释。近几年的研究证实，疼痛的形成和传导涉及许多复杂的机理，如末梢敏化、中枢敏化、传导通路的异常、神经可塑性及“卷扬”现象和“发条拧紧”效应等。

（1）末梢敏化：损伤及炎症反应释放的化学因子，如 K^+、H^+、5-HT、缓激肽（BK）、组胺、神经生长因子、花生四烯酸代谢或环氧化酶或脂氧化酶途径产物，以及降钙素基因相关肽、细胞因子及嘌呤等物质形成“炎症汤”（inflammatory soup）。它们不但是强烈的致痛物质，且相互间有明显的协同作用。例如，缓激肽（BK）可引起去极化和钙内流，导致神经肽（P 物质）释放，使组织对热和机械刺激敏感，并引起交感神经元兴奋。这所谓的“炎症汤”可激活高阈值的 Aγ 和 C 传入神经纤维，使感受器阈值下降，增强反应性和兴奋性，敏化伤害感受器（高阈值），从而产生痛敏即形成末梢敏化。敏化后损伤区出现痛觉过敏。伤口周围未损伤区阈下非伤害性刺激亦可变成阈上刺激而进一步加重痛觉。

（2）中枢敏化：由于末梢敏化，使伤害性刺激的传导径路发生改变。由低阈值的 Aβ 传入纤维传导的信号，使神经元对伤害性刺激的反应性增强，出现损伤放电、异位动作电位和交感神经异常作用。信号经 Aδ、C 纤维传入，并释放谷氨酸、神经肽，激活 NMDA 及胸腺素受体，使脊髓神经元产生长时程的去极化，导致脊髓背角传导易化和脊髓神经元致敏，脊髓后角神经元感受区扩大、阈值下降，对阈上刺激的反应增强，时间延长，阈下刺激亦可形成痛觉。由此提示，对正常的非伤害性刺激反应增强即所谓疼痛异常，对来自损伤区的伤害性刺激反应过强即所谓原发性痛觉过敏，以及对来自损伤区周围的未损伤区的机械刺激发生过强反应即所谓继发性痛觉过敏，都是由于脊髓背角神经元反应性及兴奋性增强，即中枢敏化所致。

（3）“卷扬”现象及“发条拧紧”效应：研究发现，在机体受剧烈伤害之后，可反复地由 C 类纤维传入，引起脊髓处于一种强化状态，称“卷扬”现象。这一现象表现为一系列刺激引起的背角神经进行性、越来越强的反应，并且其感受刺激的范围也越来越大。此外，还发现足以激活 C 纤维的疼痛刺激不仅兴奋脊髓神经元，同时也使脊髓后角广动力范围（wide dynamic range，WDR）神经元的反应也随刺激而逐渐增强。这提示中枢神经系统对疼痛刺激具有可塑性。因此，伤害性刺激的传入不只是简单的刺激应答反应，还可使脊髓神经元呈现“发条拧紧”（wind-up）效应。表现为：①兴奋性感受野扩大，以至于脊髓神经元对非伤害性的区域刺激发生反应。②对阈上刺激的反应增强，持续时间延长。③神经元兴奋阈值下降，致使正常情况下非伤害性刺激也能激活传递伤害性信息的神经元。介入“卷扬”现象和“中枢致敏”效应的受体主要是P物质受体和NMDA型谷氨酸受体。

2. 镇痛的新概念

（1）超前镇痛（preemptive analgesia）：鉴于“中枢敏化”及“发条拧紧”效应，临床证实，感觉神经元持久性兴奋和疼痛行为一旦建立，尽管用同样的给药途径和剂量也难以奏效。因此，提出了“超前镇痛”的新观点，并提倡在术前、术中和术后采用以下方法：①采用区域阻滞方法以降低周围致敏。②预先用非甾体消炎药（non-steroidal anti-inflammatory drugs，NSAID）降低伤害感受器的活性和敏感化。③预先用中枢神经抑制药（如阿片类药物）、NMDA受体拮抗药，以降低中枢兴奋性阻止中枢敏化的形成，从而在外周、脊髓、中枢水平达到“超前镇痛”的目的。

（2）平衡（balanced）或多模式（multimodal）镇痛：是指联合应用不同类型的镇痛药物，并通过不同部位给药以达到改善镇痛和减少不良反应的目的。实验和临床研究已证明，联合应用镇痛药物能够改善镇痛效果。NSAID与阿片类药物联合应用可增强术后镇痛效果。在处理腹部大手术后的急性严重疼痛时，硬膜外局部麻醉药与阿片类药物联合应用与单独用药相比，可明显改善活动性疼痛。常用的联合方案为丁吡卡因与吗啡、芬太尼或舒芬太尼，究竟哪一种阿片类药物效果最佳尚无定论，因为随机研究的样本较小，而且对这3种阿片类药物的等效剂量没有统一认识。为进一步改善镇痛效果，还可联合应用α_2受体激动药可乐定或肾上腺素。使用肾上腺素时可能无不良反应，但硬膜外应用可乐定时应注意其不良反应。在多模式镇痛中，NMDA受体拮抗药的应用也备受关注，其中对氯胺酮的研究最多，初步认为氯胺酮和阿片类药物全身联合应用或氯胺酮硬膜外或全身应用与硬膜外局部麻醉药、吗啡联合应用具有相加的镇痛效果，但尚需进一步研究以明确最佳剂量和不良反应，以便推广应用。在膝关节镜手术后，与关节腔内应用安慰剂或丁吡卡因-吗啡联合应用组相比，联合应用丁吡卡因、吗啡和泼尼松龙能提供更有效的镇痛，这提示在某些手术中皮质类固醇可能成为多模式镇痛中的重要组成部分。

3. 新型镇痛药

（1）肾上腺素受体激动药：可乐定和右美托咪啶能抑制脊髓后角水平伤害性刺激的传导，使突触前膜去极化，抑制突触前膜P物质及其他伤害性感受性肽类的释放，具有镇痛、镇静、抗焦虑、抗呕吐作用。在局部麻醉药液中加入可乐定，可延长鞘内、硬膜外及某些外周神经阻滞的作用时间及镇痛效果。目前，推荐的给药途径是鞘内或硬膜外给药。

（2）炎症递质抑制药：多种肽类 BK-β_2 受体拮抗药、NPCI6731、NPC567、CP0127 已在动物模型中显示镇痛作用。BK-β_2 受体拮抗药在慢性痛觉过敏中显示镇痛效应。细胞因子拮抗药（CSAID）通过抑制细胞因子合成，在急性、慢性疼痛中也表现出镇痛活性。

（3）离子通道调节药：抗惊厥药、局部麻醉药及抗心律失常药在神经痛治疗中的有效性，是由于它们对钠离子通道的阻滞作用；钾离子通道激活引起的超极化可降低细胞兴奋性。因此，钾离子通道激动药可能代表一类新型镇痛药。

（4）具有外周作用的阿片类药物：实验表明，伤害感受器和交感神经末梢可能是阿片类药物外周作用的靶点。因此，研制无中枢作用而只有外周作用的阿片类药物，以避免阿片类药物的依赖与成瘾，不但有临床意义，更具有重大的社会效益。

（5）兴奋性氨基酸拮抗药：氯胺酮是良好的 NMDA 受体拮抗药。它能阻断与 NMDA 受体相关的离子通道，抑制伤害性刺激在中枢的短暂累积，发挥镇痛作用。氯胺酮在临床中用于传统治疗效果不佳的神经源性疼痛、对阿片类药物耐药的癌性疼痛。口服氯胺酮效果好且无致幻作用，此外，镇咳药右美沙芬和抗帕金森病药美金刚（memantine）均为竞争性 NMDA 受体拮抗药，有镇痛功效，并能增强吗啡的镇痛作用。

第二节　患者自控镇痛技术

患者自控镇痛（patient controlled analgesia，PCA）是一种让患者自身参与疼痛管理的各种治疗方法的总称。标准 PCA 即患者感觉疼痛时按压启动键，通过由计算机控制的微量泵向体内注射设定剂量的药物，其特点是在医生设置的范围内，患者自己按需调控注射止痛药的时机和剂量，达到不同患者、不同时刻、不同疼痛强度下的镇痛要求。自 20 世纪 90 年代以来，随着微电脑技术的飞速发展，PCA 开始在临床上大量成功使用。PCA 镇痛方法迎合了患者的心理需求，使患者能够参与镇痛治疗，在治疗疼痛的同时也起到了心理治疗的作用。

一、概述

1. PCA 应用的优点

（1）PCA 符合镇痛药物的药动学特性，容易维持药物在患者体内的最低有效止痛浓度（minimum effective analgesic concentration，MEAC）。

（2）能够做到及时迅速止痛。

（3）基本上解决了患者对止痛药需求的个体差异问题，有利于患者在不同时刻、不同疼痛强度下得到最佳镇痛效果。

（4）相对减少了用药量，从而降低了并发症的发生率，有利于维持循环、呼吸功能的稳定。

（5）有利于患者充分配合治疗，有利于咳嗽、排痰、肠蠕动的恢复（尤其用于硬膜外腔 PCA 时）。

（6）可抑制机体过于强烈的应激反应，加快患者免疫功能的恢复，促进早日康复。

（7）上胸段 PCEA 对缺血性心脏病、急慢性心肌梗死患者有心肌保护作用。

（8）显著减少医护人员的工作量。

2. PCA 临床分类

常用方法可分为 4 类。

（1）硬膜外腔 PCA（PCEA）：硬膜外腔阻滞最早使用局部麻醉药利多卡因或丁吡卡因、罗哌卡因或左旋丁吡卡因，由于后者作用时间长、止痛效果确切，目前多选用 0. 125%～0. 25%浓度与阿片类药物联合使用。临床研究证明，局部麻醉药与阿片类药物联合使用可减少两种药物用量，降低药物的毒性和减少不良反应。PCEA 用量小，止痛效果可靠，持续时间长久，且作用范围局限，对全身影响相对较小，适用于头颈部以下区域性疼痛的治疗，特别适用于术后镇痛、产科镇痛及癌性镇痛。

（2）静脉 PCA（PCIA）：方法简单，起效快，适应证广泛，如癌痛、术后痛、创伤痛、烧伤后疼痛、炎症疼痛等，但其用药针对性差，对全身影响较大，其镇痛效果略差于 PCEA。

（3）皮下 PCA（PCSA）：操作简单，但效果不够确切，用药注射量不宜太多，使用时间不能太长。

（4）外周神经阻滞 PCA（PCNA）：常用于颈丛、臂丛、股神经、腰丛或坐骨神经处的 PCA。

3. PCA 常用药物

（1）麻醉性镇痛药，如吗啡、哌替啶、芬太尼、舒芬太尼、丁丙诺啡、纳布啡、曲马多等。

（2）局部麻醉药，如 0. 1%～0. 2%丁吡卡因、0. 1%～0. 25%罗哌卡因、0. 1%～0. 2%左旋丁吡卡因、0. 1%～0. 15%丁卡因、0. 5%～1%利多卡因等。

（3）其他药物，如氟哌利多、咪达唑仑、氯胺酮、可乐定、皮质类固醇等。

（4）治疗并发症的药物，治疗恶心、呕吐、尿潴留、皮肤瘙痒等的药物。

4. PCA 使用禁忌证

（1）患有睡眠性呼吸暂停综合征的患者。

（2）有药物成瘾史的患者。

（3）神志不清、有觉醒障碍的患者。

（4）循环功能不稳定，有低血容量、低氧血症的患者。

（5）对 PCA 镇痛概念不理解的患者。

（6）缺乏训练有素的医护人员的医疗单位。

二、PCA 专用设备

PCA 需要专用设备，即 PCA 泵。目前常用的 PCA 镇痛泵包括电子驱动泵、弹簧泵、橡皮囊扩张泵等。PCA 泵有多项指标的设定：

1. 药物浓度

在配制 PCA 的镇痛溶液时，以其中一种药物的剂量作为设置标准，其单位为 g/L 或 mg/L。

2. 负荷量

指 PCA 开始时首次用药剂量。原则上，PCA 允许患者根据自己的感觉自行用药，但为了减少操作，迅速止痛，负荷剂量多由临床医务人员给予。其用药方法及药物代谢规律与普通单次用药相似，但以较小剂量为宜，如 0.2%罗哌卡因 5 mL+芬太尼 10 mg/L 或 0.2%罗哌卡因 5 mL+丁丙诺啡 15 mg/L 或 0.2%左旋丁吡卡因 5 mL+吗啡 0.1 g/L 硬膜外注射，或氯诺昔康 8 mg 静注等。临床椎管内麻醉的术后患者，其术终所用麻醉药亦可视为负荷剂量。

3. PCA 剂量或追加量或指令量

PCA 开始后，患者疼痛未能消除或疼痛复发时所追加的药物剂量称为 PCA 追加量（bolus）。理论上，追加量应等于药物从血中或中央室的清除量，中央室或血中止痛药物浓度从而保持在最低有效水平。因此，追加量不可过大，以免造成血药浓度骤然升高，但剂量过小，则会增加用药次数。以吗啡为例，其在硬膜外止痛中最适宜追加量为 0.1～0.5 毫克/次，静脉追加量以 1 毫克/次为宜。

4. 锁定时间

即两次用药之间的时间间隔。设置锁定时间的目的在于防止在前一次所用药物完全起效之前重复用药导致过量中毒。锁定时间的长短应根据所用药物的性质和施用途径而定。例如，吗啡静注自控止痛的锁定时间通常设定为 5～10

分钟，而硬膜外注射的锁定时间应延至10~30分钟，利多卡因和罗哌卡因硬膜外PCA的锁定时间分别为10分钟和20分钟。

5. 持续给药或背景剂量

为减轻患者的操作负担，在持续用药的基础上由患者酌情自行加药。然而，实践证明，即使基础剂量长时间使用亦可引起某些敏感患者镇痛过量中毒，这在某种意义上违反了PCA的基本原则。但在一些特殊情况下，通过计算将此剂量控制在最低水平（0.5 mL/h）或夜间睡眠时参照日间用量设定基础剂量，有利于保证患者良好的睡眠质量。

6. 单位时间最大剂量

由于患者间个体差异较大，为防止反复用药造成过量中毒，PCA多以1小时或4小时为间隔，限定最大单位时间的使用量。例如，国外吗啡静注最大剂量为10~30 mg/4h或PCEA丁丙诺啡为0.12~0.2 mg/h。本项可由医师根据具体情况选择1小时或4小时所进药物限量。

7. PCA的注药速率

可依药物剂量、浓度、患者的实际需要随意设计调整，速率最快可达100 mL/h，也可调整至1~15 mL/h；每次患者按压PCA泵的有效控制开关时，机器可经倒计数方式显示注药的百分比。

三、PCA给药模式

1. 单纯PCA

单纯PCA简称P模式，患者全程自控，感疼痛时，即按压镇痛泵上的控制开关1次，使一定量的镇痛药注入体内，完全由患者自己控制给药。

2. 持续给药+PCA

持续给药+PCA简称CP模式，镇痛泵持续输入一定量的镇痛药作为基础，病人感疼痛时可自控追加一定量的镇痛药。

3. 负荷量+持续量+PCA

负荷量+持续量+PCA简称LCP模式，首先给予一个负荷药量，使患者基本上达到无痛状态，再给予持续剂量，患者感觉疼痛时再按压PCA启动键。LCP模式的优点是：首先给予负荷剂量尽快达到最低有效镇痛浓度（minimum effective anglgesic concentration，MEAC），然后通过持续输注保证较稳定的血药浓度，并通过间断PCA保证满意的止痛效果，同时又可防止用药过量的并发症。其缺点是个体差异难以确定合适的持续给药剂量、速度，尤其在睡眠状态下，可能出现用药过量。因此，在设定PCA泵的程序中必须精心构思，PCA泵为达到安全用药的目的，配备了时间锁定功能，在锁定时间内按压开关不能给予镇痛药。

4. 神经阻滞+PCA

手术结束时先行区域性神经阻滞，然后使用上述模式的 PCA，这样可明显减少镇痛药物的用量。例如，在开胸手术后，先用 0.25%罗哌卡因行切口处的肋间神经阻滞，然后再接上 PCA 泵。有研究表明，用负荷剂量的患者组明显优于无负荷剂量组，且更有利于维持患者所需的 MEAC。最新的研究认为，只要选择适当的负荷剂量和持续剂量（如 PCFA 用 0.001 5%丁丙诺啡或 0.01%吗啡溶液 5 mL+0.5 mL/h）可使血药浓度更易维持在 MEAC 内，各年龄组亦无用药过量的现象。但是对不同药物，不同浓度的镇痛液是否用负荷剂量或持续剂量仍值得研究。

四、PCA 的管理新模式

未行规范化管理的 PCA 缺陷有：

（1）并发症发生率较高，呼吸抑制的发生率为 0.1%～0.99%，恶心呕吐的发生率为 20%～29%，瘙痒的发生率为 12%～14%，血压过低的发生率为 0.5%～5.1%。

（2）特殊病例镇痛质量不高，术后 25%～31%的小儿仍有中度以上疼痛，对尿潴留和瘙痒等不良反应、未成熟儿呼吸抑制等的观察和处理，以及小儿硬膜外镇痛的护理等问题都较为特殊。

（3）既往已使用阿片类药物治疗的慢痛患者的术后镇痛和高危患者的个体差异等特点，都对术后镇痛发展和管理提出了挑战。因此，Readg 等于 1988 年首次提出并描述了急性疼痛服务（acute pain service，APS）管理模式，该模式以麻醉医师为主体，培训护士并发挥其作用，在 APS 的正规管理和统一运作之下，取得了可喜成绩，并发症亦明显降低。APS 采用 24 小时负责制，每天 12 时交接班，所有接受疼痛治疗的患者由当天值班的 APS 医师管理、处理报警及其他问题。APS 有专门的申请单、登记表和常规护理记录单，APS 医师每天定时巡视 4 次，巡视时进行 VAS 评分、BCS 舒适评分、镇静评级和用掌式仪测定 $s_p(O_2)$，察看 PCA 泵运行情况，了解术后镇痛反应可能出现的并发症、高危或高龄患者特殊处理及有关数据登记。PCA 结束时，由 APS 医师撤除 PCA 装置及拔出导管。但 APS 本身费用较高，目前对于 APS 能否降低 PCA 费用尚有不同观点，但通过 APS 的正规管理降低医疗费用无疑也是 APS 的目的之一。随着 APS 的优化组合，其优越性越来越明显。

五、使用 PCA 镇痛应注意的问题

（1）同类药物（如吗啡与芬太尼）不要联合应用，不同类药物联合应用可

增强镇痛效果，并可减少并发症，如镇痛药+局部麻醉药，镇痛药+氟哌利多或氯胺酮，镇痛药+可乐定。

（2）PCA 镇痛的各种方法均优于口服或间断注射止痛药，PCEA 用药量小，效果最好，其次依次为 PCIA、PCSA、PCNA。

（3）PCA 镇痛效果的评定可采用 3 种方法综合评定。①镇痛效果采用视觉模拟评分（visual analogue scale，VAS）。②镇静程度采用 Ramsay 镇静评分。③D_1/D_2比值（按压次数/实际进药次数），反映患者要求镇痛的程度。

（4）PCA 和常规注射止痛药一样，最易出现的并发症是呼吸抑制、恶心、呕吐、尿潴留，必须高度重视，加强监测，及时处理。

（5）加强宣传，提高医护人员、患者、家属的认识，掌握好注意事项，充分合作才能使 PCA 达到良好的治疗目的；有条件的单位可以开展 APS 模式和更加规范化的 PCA 管理。

六、镇痛泵异常情况的显示与报警

使用 PCA 泵时注意观察下列提示，并给予处理：①输液管闭塞请检查输注管道。②药盒是否装上。③输液管有空气或已注射完毕，请排气或交换药盒。④电池不足，低电压，请更换电池。⑤PCA 手动按键没有接上。⑥药盒没装药液或药盒已空，请更换新药盒。⑦药量设定过低，重新设定。⑧药物剂量设定不相符，请检查。⑨PCA 泵在静止状态，开启后没有工作。⑩镇痛溶液注射即将完毕。

七、PCA 记录参数专用术语

1. 治疗参数

（1）单次给药总次数，是指在整个镇痛期间内患者按压远隔控制单次给药剂量按键，并且实际有效地注入单次给药剂量的次数，也可称为“有效单次给药次数”或“有效注射”。

（2）按键总次数，是指在镇痛过程中，患者按动远隔控制单次给药剂量按键的全部次数。在按键时不论有效给药或无效空转，都被记录。

（3）经过时间，PCA 的使用时间。

（4）总注射量，开始实施 PCA 以来的注射总药量。⑤单次给药总次数（有效注入次数）/按键总次数（实际按键次数）。

2. 使用中的实时记录

（1）患者总按压数与实际进药数，在 PCA 泵中记录患者按压（blous）的总次数（demand）和实际进药次数（delivery）。PCA 期间总按压次数可以反映患者用药需求的欲望，即镇痛越不满意的患者想改变这种痛苦愿望就越强烈，按压的次数就会越多，反之亦然。D_1/D_2（demand/delivery）比值可作为评价镇痛效果的一项客观指标，在比值<2 的患者中，镇痛效果优良的（VAS<3）占 97%，提示 D_1/D_2 比值是一项评定镇痛效果有价值的参考指标。

（2）所进药物的总量，在 PCA 泵的显示窗上，可随时显示治疗药物进入机体的剂量（mg 或 mL），有利于了解和评价 PCA 效果。

（3）所剩药液的容量，长时间 PCA 治疗后，泵盒中所剩余药液的容量（mL），为继续进行 PCA 可维持多长时间提供参考。

（4）所有记录可清除，第二个病例启用 PCA 泵时应清除前一个患者应用时所记录的有关数据，从零开始。此外，在 PCA 治疗的整个过程中，泵的运行情况、治疗参数、异常现象、报警原因、暂停时间、重新启动时间等均可查阅和打印，这对 PCA 的整体评定及总结极有价值，为临床科研提供了各种完整的数据。

八、PCA 进展

1. 新型 PCA 技术

随着计算机技术与静脉麻醉药物药动学的深入研究，两者结合产生了靶控输注（TCI）技术，使麻醉医师能预知患者体内静脉麻醉药物浓度及其相应的效应，从而最大限度地实现个体化给药。国外学者尝试将 TCI 技术用于 PCA，并开展了相应的研究工作。心脏手术后将阿芬太尼 TCI 技术应用于患者 PCA（PCA-TCI），镇痛初始将浓度设定为较低水平（20 μg/L），再结合主观及客观指标进行镇痛镇静评分，如 VAS≥4 时则增加血药浓度 10 μg/L，直至满意；随后进入患者自控阶段，如 10 分钟内无需求则自动下降 5 μg/L，如 1 秒内连续按压给药键 2 次则自动上升 5 μg/L，锁定时间 5 分钟，计算机根据设定的血药浓度计算当时运行所达到的浓度，且每 10 分钟调整 1 次输注速率。结果显示，与传统吗啡 PCA 相比，PCA-TCI 镇痛效果好，患者拔管提前，满意度高。研究显示，阿芬太尼 PCA-TCI 与传统吗啡 PCA 方案相比，各指标无显著差异，但 VAS 评分低于传统吗啡 PCA 组。矫形外科手术后实施瑞芬太尼PCA-TCI，同样取得了良好效果。TCI 理论上能部分解决 PCA 期间设置不合理包括背景输注的潜在风险，但目前仅处于实验阶段。相信随着药理学研究的进一步深入和 TCI 设备的改进，TCI 技术在 PCA 临床的结合应用将指日可待。

2. PCA 选择的新型药物

（1）罗哌卡因：是一种新型长效酰胺类局部麻醉药，其中枢神经及心脏毒性较低，具有感觉神经和运动神经阻滞分离的特点，近几年，术后 PCEA 应用的报道逐渐增多。Bcrtini 认为罗哌卡因运动阻滞低，比布比卡因更适用于术后 PCEA。文献报道，上腹部手术后采用 0.2%罗哌卡因 4~6 mL/h 背景输注能提供满意的镇痛效果，较早期用 8~10 mL/h 剂量输注有所降低。国内研究 0.2%罗哌卡因 4~6 mL/背景剂量输注加 PCEA，能明显减少吗啡 PCA 消耗，同时运动阻滞较少。罗哌卡因运动阻滞程度小是其最大的优点，单独或联合芬太尼均能达到可行走的硬膜外镇痛（walking epidural analgesia，WFA）目的。

（2）左旋布比卡因：是布比卡因中的左旋镜像体纯提取物。实验表明，左旋布比卡因比布比卡因神经中枢和心脏毒性更低，而神经阻滞作用强度与布比卡因相仿，比罗哌卡因强（罗哌卡因与布比卡因两者效价比为 1 ∶ 1.5）。Kopacz 等观察到在下腹部手术中，硬膜外 0.75%左旋布比卡因和 0.75%布比卡因 20 mL 麻醉效果相似，同时比较了两者的药动学变化，发现左旋布比卡因组血药浓度比布比卡因组大，C_{max} 分别为 0.84±0.31 mg/L、0.611±0.22 mg/L，T_{max} 分别为 24.0±10.5 分钟、25.5±10.1 分钟；在布比卡因组两种镜像体浓度分析发现其中左旋大于右旋，但因左旋布比卡因和蛋白结合率高而游离量很小，在 4~10 小时间浓度-时间曲线向上膨起，这表明硬膜外腔吸收呈双相变化，有第 2 个慢吸收相出现。由于左旋布比卡因毒性低，避免了在硬膜外阻滞或持续输注镇痛时神经中枢和心脏毒性潜在危险的发生。研究发现，0.2%左旋布比卡因和 0.2%罗哌卡因以 4 mL/h 的速度硬膜外持续输注+0.01%吗啡 PCA，能为下腹部手术患者提供良好的术后镇痛，可减少吗啡 PCA 的用量，降低吗啡相关的不良反应、同等浓度的左旋布比卡因阻滞能力比罗哌卡因更强，但患者运动恢复的时间较长及下肢麻木不适感较重。

（3）曲马多：是一种弱 μ 受体激动药，同时也能抑制去甲肾上腺素和 5-HT（5-hydroxytryptamime）的再摄取，此两种机理共同发挥镇痛效应，后者起主要作用，因此其用于术后镇痛中安全性较大，激动 μ 受体而引起呼吸抑制的可能性较小。文献报道，曲马多用于 PCIA 或术后 PCEA，用量较大，恶心、呕吐不良反应较严重。采用恩丹西酮能有效地预防和治疗恶心呕吐，但相关研究认为恩丹西酮同时能削弱曲马多的镇痛作用，主要是因为恩丹西酮抗呕吐机理是中枢 $5\text{-}HT_3$ 受体拮抗剂，而抑制 5-HT 的再摄取是曲马多起镇痛作用的主要机理之一。Grond 研究认为右旋曲马多对映体镇痛效能比左旋对映体更强。

（4）可乐定：镇痛作用是通过直接刺激 α_2 肾上腺素能受体，抑制 A 纤维和 C 纤维的诱发动作电位。Eledjam 等报道 150 μg 可乐定比 200 μg 肾上腺素能更有效地延长局部麻醉药的臂神经丛阻滞时间。可乐定是纯 α_2 受体激动药，研究表明，该药无神经毒性，可乐定 1 μg/mL 可使局部麻醉药的镇痛时间延长 50%~100%，并且无明显不良反应发生。

(5) 非甾体消炎药 (NSAID): 可加强阿片类药物镇痛作用，现有采用 COX-2 选择性 (相对) 抑制药氯诺昔康用于 PCIA 的报道。具体配方为氯诺昔康 2 g/L，PCA 设置为 0.5 mL/bolous，锁定时间为 5 分钟，限量为 32mg/d。但其同时也对 COX-1 抑制，可引起轻度的胃肠道反应。

第三节　椎管内患者自控镇痛

椎管内镇痛在临床疼痛治疗中占据着极其重要的地位，椎管内 (包括硬膜外腔和蛛网膜下腔) 镇痛的效应如何与采用的药物和方法密切相关。自 20 世纪 90 年代患者自控镇痛开展以来，该技术渐趋成熟和完善，临床应用日益广泛，有关研究也更深入和细致。

一、阿片类药物在脊髓的再分布机理

硬膜外和蛛网膜下腔镇痛注射的阿片类药物的作用机理如下：通过与阿片类受体偶联的 G 蛋白结合，引起继发性 cAMP 水平降低；激发神经元钾离子通道开放，引起钾离子外流；通过阻断电压门控的钙离子通道等途径，从而降低神经兴奋性，产生镇痛作用。尽管作用机理相似，阿片类药物在临床应用、药动学和药效学方面却存在显著差异。这种差异主要源于不同阿片类药物与相应受体结合能力的差异。一般来说，阿片类药物所产生的镇痛作用是由 G 蛋白激活引发的一系列物理化学变化的最终结果，例如，硬膜外阿片类药物必须穿透硬脊膜和蛛网膜，扩散进入脑脊液，再穿透软脑膜到达脊髓，通过白质灰质最终到达背角阿片类受体。药物完成这一系列扩散过程取决于该药的理化性能 (尤其是避免硬膜外脂肪吸附和组织重吸收的能力)，因此，一种阿片类药物在脊髓背角上的生物利用度及其是否适合椎管内应用很大程度上取决于该药的理化性能。

据研究和资料表明，所有椎管内阿片类药物最终都会被吸收进入血浆，通过血液循环到达脑组织，产生麻醉性镇痛作用。因此，并不是所有的椎管内阿片类药物都在脊髓平面产生麻醉镇痛作用。

二、影响椎管内药物分布的因素

实验研究证明，药物是通过直接穿透脊膜来完成从硬膜外向蛛网膜下腔的再分布。脊膜细胞的分子生物学特性决定了其在阻止药物向内扩散的屏蔽作用中起着重要的作用 (约 95%)，这解释了为什么中等脂溶性药物比高水溶性或高脂溶性药物更具渗透性。

除了物理屏障作用外，蛛网膜还起着代谢抑制的作用，如蛛网膜上存在着大量具有药物降解作用的酶系统（包括细胞色素 P450，葡萄糖醛酸转移酶等）；此外，还存在多种具有神经递质降解作用的酶类，能降解包括肾上腺素、去甲肾上腺素、乙酰胆碱和其他多种神经肽。事实上乙酰胆碱在蛛网膜上的代谢活动与其在脊髓上一样活跃。因此，关于“新斯的明镇痛作用至少有一部分可能被脊髓的代谢活动所调节”的学说得到了进一步的证实。

一旦药物进入了脑脊液，它们在其中的停留时间将取决于其相对水溶性。这解释了为什么临床上吗啡比其他高脂溶性、高蛋白结合率的药物在椎管内具有更广的扩散范围。此外，注射液的酸碱度对硬膜外给药后药物在脑脊液中的分布并无影响，然而却显著影响蛛网膜下腔阿片类药物在脑脊液中的初始浓度。关于硬膜外和蛛网膜下腔给药的另一区别在于，后者的给药量大部分将进入硬膜外腔，这也是蛛网膜下腔药物消除的一个重要途径。

药物在扩散至脑脊液后，还必须渗透至脊髓，才能到达其在背角神经元上的作用位点。研究揭示，提高药物的脂溶性会减弱药物对脊髓的亲和力，并使药物优先分布于白质，而非灰质。类似地，动物实验证明，蛛网膜下腔注射芬太尼、舒芬太尼等高脂溶性药物在脊髓细胞间隙中的生物利用度远低于吗啡等水溶性药物。药物在脊髓细胞间隙中的生物利用度非常重要，因为这决定了药物与其相应受体的结合能力。近期的动物活体实验证明，增加药物的脂溶性会降低药物在脊髓的生物利用度，这与临床上硬膜外和蛛网膜下腔应用阿片类药物所得到的结果是一致的。

三、临床椎管内阿片类药物的用药原则

椎管内应用阿片类药物的准则是：药物的麻醉镇痛作用必须远大于（至少不小于）其不良反应，并且给药方法必须经济、简便、有效和安全。

1. 吗啡

无论是硬膜外还是蛛网膜下腔给药，吗啡都能产生明确的脊髓平面麻醉镇痛作用，因此被认为是最古老与经典的椎管内阿片类药物。

2. 芬太尼

事实上，芬太尼持续注射也曾被作为基本的椎管内麻醉方法。然而，一些研究者对这一传统观念提出了质疑。研究发现，无论是硬膜外还是蛛网膜下腔给药，当达到相同的麻醉作用时，需要相同的给药量，其血药浓度与产生的不良反应在统计学上也无明显差异。短时间持续硬膜外单一给药所产生的麻醉作用是由组织的重吸收与药物向脑组织的再分布产生的，且药物的作用具有一定的时限性。硬膜外给药与蛛网膜下腔给药在血浆中的药物浓度初期并不相同，

要经历数小时两者才能达到平衡。这反映单次或短时间给药比起长时间持续给药更能产生脊髓调节的麻醉镇痛作用。因此，目前并不主张将芬太尼单独用作硬膜外术后镇痛药物。但在某些情况下，单次或蛛网膜下腔给药仍有其必要性。

3. 舒芬太尼

与芬太尼相比，舒芬太尼因组织的重吸收与药物向脑组织的再分布而产生麻醉作用的这一特点更加明显，可作为硬膜外镇痛药来使用。蛛网膜下腔注射在分娩镇痛中的应用相对普遍。但其作用机理仍与药物在脊髓外的再分布有关。值得一提的是，Mdliu 等的研究显示，在蛛网膜下腔给予 12.5 μg 的药量就足以产生术后镇痛所需的血药浓度，因其具有潜在的脊髓与脊髓上镇痛作用，相比之下吗啡就完全不具备这种能力；蛛网膜下腔注射 10 μg 舒芬太尼产生的麻醉作用相当于 10 mg 吗啡静脉给药的效果；舒芬太尼与吗啡相比，两者药效有显著差异，其原因可能是其在脊髓内较低的生物利用度。舒芬太尼蛛网膜下腔用药的另一个特点是其具有封顶效应，大于 10 μg 的用药量并不能增加其药效，反而提高了不良反应（如呼吸抑制、过度镇静等）的发生率，这可能是由血药浓度的增加而引起的。

4. 阿芬太尼

有研究显示，阿芬太尼的麻醉性镇痛作用在很大程度上是由于药物进入血浆而后转入大脑而产生的。因此，阿芬太尼不适用于硬膜外镇痛。目前关于人体蛛网膜下腔用药的研究还很少，在动物实验中，阿芬太尼可显示出短时而强效的镇痛作用。

四、椎管内 PCA 的不同方式

近年来相关研究的突出特点是针对硬膜外 PCA（PCEA）不同模式的研究逐渐增多，区域神经阻滞 PCA（PCRA）和蛛网膜下腔 PCA（PCSA）的相关研究开始受到重视。

1. PCEA 方式

PCEA 与 PCIA 相比，药物用量小，止痛效果确切，作用时间持久且对全身影响相对较小，PCEA 效果优良率达 92.5%~98.3%。Boylan 等比较研究了腹主动脉瘤手术后 PCEA 与 PCIA 的镇痛效果以及对呼吸系统和心血管的影响，结果显示，PCEA 组气管拔管时间、休息和运动时的视觉模拟评分（VAS）以及需要护士额外静脉追加吗啡的次数均比 PCIA 组少；但术后两组呼吸抑制，$s_p(O_2)$ 降低、心电图 ST 段降低和重症监护室（intensive care unit，ICU）逗留时间无明显差异。Sinatra 等比较了舒芬太尼 PCEA 和 PCIA，结果显示，两组的 VAS 评分相似，但 PCEA 组疼痛缓解更迅速；两组的舒芬太尼消耗量一致，但

PCIA 组呼吸抑制发生率更高。Wulf 等的研究显示，髋关节置换术后，0.2%罗哌卡因 PCEA 与吗啡 PCIA 相比，罗哌卡因 PCEA 比吗啡 PCIA 更优越，PCEA 组 VAS 评分低，术后恢复室逗留时间短，肛门排气及排便时间提前，恶心、呕吐的发生率低。

Schrug 等报道用生理盐水及 0.1%、0.2%、0.3%罗哌卡因，以 10 mL/h 的速率持续硬膜外输注 21 小时，静脉吗啡 PCA 用量分别为 75 mg、32 mg、39 mg 和 13 mg，减少了吗啡 PCA 的用量，此作用与罗哌卡因的剂量相关，运动神经阻滞强度顺序为 0.3%>0.2%>0.1%。Sandler 等报道罗哌卡因 3 种剂量的血浆峰值浓度（C_{max}）、浓度-时间曲线下面积（AUC），随着罗哌卡因持续硬膜外输注剂量的增加而增大，总清除率（CL）和半衰期（$T_{1/2}$）则相似；Frichsen 等报道 10 例择期子宫全切术的患者分别接受罗哌卡因（2.5 mg/mL）负荷剂量 7.5 mg 和按压剂量 42.5 mg 后，持续硬膜外输注，剂量为 10 mg/h 或 20 mg/h，发现在罗哌卡因持续硬膜外输注期间，总血浆浓度增加，而游离血浆浓度则保持稳定［8 小时和 24 小时分别为（0.019±0.008 4）~（0.017±0.005 9）mg/L，（0.032±0.016）~（0.035±0.015）mg/L］，潜在的系统毒性低。我国研究人员以 4 mg/h、8 mg/h、12 mg/h 的速率持续硬膜外输注罗哌卡因，其罗哌卡因游离血浆浓度较低，无蓄积作用，无潜在毒性的顾虑，以 4~6 mL/h 的速率输注 0.2%罗哌卡因是术后患者镇痛的最佳方案，罗哌卡因硬膜外持续输注可减少吗啡 PCEA 的消耗量，提高患者对镇痛的满意程度，降低不良反应，研究结果提示其可安全应用于临床。相关经验有：①PCEA 的镇痛药液中加入小剂量可乐定可增强镇痛效应。②硬膜外采用 0.1%~0.2%罗哌卡因或左旋丁吡卡因持续输注（4 mL/h），再以氯诺昔康 PCIA 来补充其镇痛效应的不足，效果良好，且并发症发生率较低，胃肠功能恢复快，尿潴留程度轻。③对于大手术患者 PCEA，仍以吗啡和局部麻醉药联合镇痛，效果最佳。

2. CSEA 方式

腰麻-硬膜外联合阻滞分娩镇痛（combined spinal-epidural labor analgesia，CSFA）方法具有麻醉起效快、镇痛效果确切、用药量少等特点，结合硬膜外持续给药的优势，为产妇分娩和手术后患者提供了满意的镇痛效果，且运动神经阻滞较轻。Price 等在对比 CSEA 和 PCEA 分娩镇痛的临床研究中，发现除 CSFA 比 PCEA 第一产程更短外，其他方面与 PCEA 无差别；Burnstein 等调查发现，在英国 CSEA 分娩镇痛法的应用已占 24%。目前，CSEA 分娩镇痛采用铅笔尖和无创伤性腰麻针，这样可大大减少甚至避免有关硬脊膜穿破后的头痛；CSEA 应用方法为：一般在第一产程时经蛛网膜下腔注入阿片类药物或罗哌卡因，阿片类药物常用芬太尼或舒芬太尼；CSEA 后用 PCFA 维持给药，产妇可达到可行走的硬膜外镇痛（walking epidural analgesia，WEA），产妇在分娩镇痛期间可以下床自由活动，以促进分娩，以及减少尿潴留，降低器械助产率和剖宫产率，提高产妇的满意度。CSEA 的优点在临床上已受到肯定，但对 CSFA 后较大剂量局部麻醉药持续硬膜外输注上吗啡 PCA 的安全性还存在顾虑，经研究认为，CSEA 麻醉后罗哌卡因硬膜外持续输注（4 mL/h）+吗啡 PCA 方法（0.01%吗啡，以 LCP 模式给药，负荷剂量为 5 mL+持续剂量为 1 mL/h+按压 1 毫升/次，锁定时间为 10 分钟，限量为12 mL/4h）是安全、有效的，吗啡的用量显著减少，恶心、呕吐、瘙痒、嗜睡等不良反应明显减少。

3. PCRA 方式

PCRA 是将置入神经鞘内的硬膜外导管与标准的 PCA 泵连接进行给药，也可连接一个持续给药泵镇痛，PCRA 在提供满意镇痛的同时，可避免阿片类药物的使用及其引起的不良反应。针对肩部手术后患者，经肌间沟置管 PCRA 与静脉 PCA 吗啡镇痛的比较研究表明：术后 12 小时、18 小时、24 小时和 30 小时的镇痛效果均以 PCRA 更佳，患者满意度更高，而恶心（25%）和皮肤瘙痒（25%）等并发症仅见于静脉 PCA 镇痛组的患者。由此可见，就术后镇痛途经而言，在进行四肢手术的患者外周给药镇痛比静脉给药更可取，全身不良反应较少，患者可在早期下床活动，这有利于患者尽快恢复出院。采用局部麻醉 PCRA 还适用于外周血管性疾病的治疗，肌间沟臂丛置管用于肩部手术后 PCRA，镇痛效果比 PCIA 好，恶心呕吐等不良反应少，患者满意程度高。另一项研究显示，0.2%罗哌卡因与 0.15%丁吡卡因有相同的镇痛效果，但应用 0.2%罗哌卡因能够更好地保持患者手臂肌力，减少手指麻痹症状。PCRA 主要适应于四肢镇痛或用于血管性疾病的治疗，可采用：①0.2%罗哌卡因，输注速率为 5~10 mL/h 或 0.3~0.4 mg/(kg·h)，按压 3~5 毫升/次，锁定时间为 10~20 分钟。在急性疼痛治疗的同时，低浓度罗哌卡因以 2.0 mg/mL（0.2%）速率输注仅轻度非递增性阻滞运动神经，有利于病人早期活动，促进其恢复。②0.125%~0.25%丁吡卡因 5~15 mL 或 0.25 mg/(kg·h)，按压 2~3 毫升/次，锁定时间为10~20分钟。③临床上，可乐定与局部麻醉药合用，可延长镇痛作用时间和增强局部麻醉药的镇痛作用。总之，PCRA 的优势在于对机体影响小、安全性高、镇痛效果确切，已在临床上得到广泛应用。神经刺激器在外周神经阻滞定位中的应用大大提高了外周神经阻滞的成功率，促进了临床上区域神经阻滞和术后 PCRA 的普及。该技术对于四肢手术后中度和重度疼痛的患者而言是安全有效的镇痛方法，可减少阿片类镇痛药物的全身不良反应，促进术后早期康复。

4. PCSA 方式

蛛网膜下腔 PCA 是 PCEA 效果不佳时的一种替代方式。Kshatri 报道了 1 例

38 岁女性患者因宫颈癌转移至骶尾部、肛周顽固性疼痛，长时间采用 PCEA 失效后采用 PCSA，镇痛效果好，提高了其生活质量。Vercauteren 研究了 45 例患者采用不同配方的 PCSA，取得了满意的临床效果。蛛网膜下腔置管后实施 PCA。单纯芬太尼用药 PCA 设置为：首次给药 10~20 μg，起效 5~15 分钟，持续 1~5 小时；持续剂量为 0.08 μg/(kg·h)，按压剂量为 5~6 μg，锁定时间为 30~60 分钟。联合用药为 0.08%丁吡卡因+0.000 2%芬太尼，PCA 设置单次剂量为 1 毫升/次，锁定时间为 30 分钟，背景剂量为 0.5 mL/h，限量为 3 mL/h。其特点是药物用量少，恢复快，对有些顽固性疼痛尤其是其他方法镇痛不佳的患者有更好的效果。但在临床操作和护理中应加强无菌观念，特别警惕细菌感染的可能性。

阿片类药物在发挥镇痛作用的同时能产生呼吸抑制、恶心呕吐、尿潴留及皮肤瘙痒等不良反应；而局部麻醉药硬膜外镇痛可能会导致低血压、心动过缓、运动受限和感觉障碍，应予以防治。

第四节 儿童术后镇痛

一、儿童术后镇痛发展的若干问题

国际疼痛学会（International Association for the Study Pain，ISAP）对疼痛的定义为，疼痛是一种与实际存在的或潜在的组织损伤有关的不愉快的感觉和情绪上的体验。消除疼痛对儿童患者的康复具有重要的意义，随着对小儿疼痛的生理、解剖及疼痛反应的认识，在 20 世纪八九十年代，小儿术后镇痛的问题就引起了人们的重视。然而，在可提供的技术和临床实际应用方面一直存在着不足。1999 年，有学者对 200 名行腹部大手术的儿科术后镇痛的患者进行了疼痛评估，61%的患者仍然感觉有严重的疼痛，30%的患者认为有中度疼痛，仅有 9%的小儿患者认为只有轻度疼痛。这说明，小儿术后疼痛并没有得到充分、有效地处理。造成这种状况的原因包括对疼痛及其处理的错误的观念、个人和社会对疼痛的态度、对术后镇痛并发症的畏惧、儿童疼痛评估的复杂性和缺乏恰当的研究等。

（一）儿童开展术后镇痛的必要性

儿童对疼痛的表达方式跟成人不同，过去常被错误地理解为婴儿对疼痛的感觉较轻甚至缺如。这种观点曾经导致了消极的治疗态度。

关于小儿疼痛的部分观点，如很小的婴儿神经系统发育末达到可以感觉到疼痛的程度，逐渐被摒弃。神经解剖学的研究已经证实，妊娠 29 周以后疼痛的传播路径和皮层及皮层下疼痛感觉中枢已经发育完全，即对于痛觉的传播和调节系统已经存在。行为学和生理学的研究表明，即使是很小的婴儿也会对疼痛刺激产生反应。新生儿在很浅的麻醉下进行手术曾经是一种常用的方法，但是通过对激素和新陈代谢的测量的研究表明，它可以造成严重的应激反应，而且并发症发生率和死亡率显著高于在足够麻醉深度下进行手术的患儿。有人认为，很小的儿童即使经历疼痛也不会留下记忆，不会产生后期影响。然而有研究证实，疼痛和悲伤可以保持在小儿的记忆中，导致其饮食、睡眠、觉醒状态稳定性等方面的紊乱。初步的研究甚至提示，早期的疼痛体验可能导致痛觉神经通路发育过程的改变，从而影响小儿以后的痛觉体验。因此，即使很小的儿童也能感觉到疼痛并在较长时间内产生反应，不对这种减轻疼痛的需求进行处理会对儿童造成不合理的损害。

有些人认为疼痛有助于培养儿童的勇气、自律、自强、自我牺牲等优秀品质。但是，对于这些已经遭受疾病和痛苦的儿童，这种品质的培养在道德上是不适合的。出于培养性格的考虑而拒绝对儿童的疼痛进行治疗的做法，忽视了儿童对减轻疼痛的现实需要。临床医生的道德责任在于尽力为患儿减轻痛苦，除非治疗的风险大于收益。但是，有时也会出于对经济情况的考虑而放弃疼痛治疗。

（二）对术后镇痛治疗并发症的忧虑

由于对镇痛药物的不良反应，如阿片类药物的呼吸抑制作用、成瘾性等的惧怕，小儿术后镇痛的安全性问题成为阻碍其发展的一大障碍。尽管在儿童术后镇痛的不良反应方面的争论不多，但当医生考虑这种风险是否大于减轻疼痛带来的益处时，会受到很多相关因素的影响。我们应当权衡风险和收益的关系，采取合理的治疗措施。

儿童在术后镇痛治疗中不会比成人更易出现呼吸抑制。在适当的监测和应用恰当剂量的情况下，小儿呼吸抑制的发生率很低，而且当这种不良反应出现后，还可以通过使用阿片类药物的拮抗药来处理。但是，在缺乏监测的情况下，阿片类药物可能会导致严重的并发症出现。考虑到这种风险，当我们作出治疗决定的时候，必须向家属告知这种潜在的风险，同时告知相对于对控制疼痛的不作为，合理的镇痛治疗所带来的好处（较早的恢复、更好的睡眠、肺不张发生率的降低、减轻痛苦等）。

对镇痛治疗导致麻醉药成瘾的风险的高估，导致了对未经治疗的疼痛的危害性的低估。只要麻醉药物使用恰当，出现成瘾性的概率是很低的。关于儿童术后镇痛的研究已经发现，事变上不存在麻醉药物成瘾的风险。而且根据现有的知识，儿童不存在比成人更易于对阿片类药物成瘾的生理和心理学特点。

（三）对儿童疼痛评估的困难

临床上的决定通常会基于客观的数据。然而，疼痛是一种主观体验，建立精确的定量评估方法较为困难。医生通常依靠对行为的观察，对疼痛的特殊病理、生理过程的认识和患自身的描述等方面来判断儿童对疼痛的体验。对小儿疼痛的治疗的缺乏表明，这些评估方法有低估疼痛水平的倾向。导致这种错误的原因在于以为患儿对于特定的病理、生理状况或疼痛刺激都会有相同的反应。儿童对疼痛的描述与成人相比，存在较多不确定性。对儿童夸大疼痛程度的倾向的疑虑会导致成人降低儿童的疼痛自我描述分数。

小儿疼痛的成功预防和处理需要有可靠的评估技术。理想的心理测试工具要求具有可靠性、准确性、临床敏感性和实用性。自述评估可以说是评估技术的金标准，但它至少部分依赖于患者对疼痛的记忆，包括近期记忆和远期记忆。患儿倾向于低估他们的疼痛峰值，而高估他们的平均疼痛程度。但是，多数学者认为，5 岁以上的儿童能够对自己的疼痛体验进行可靠的描述，当儿童对疼痛的描述和家长或医生的观察存在差异时，最好能以儿童的自我感受为参考。临床工作者应该相信儿童对疼痛的自我评估。脸谱评估法在术后疼痛评估中的应用得到了肯定，它把皱眉、闭眼、张嘴等各种特征脸谱与急性疼痛联系起来，这在 2~18 个月的小儿中能起到较好的评估作用，尽管在评估的精确度上有一定波动。

很多儿童在手术后很快出院，这就要求由家长去进行疼痛的评估和处理。这表明，关于术后镇痛的教育也是非常重要的。

二、儿童术后镇痛的临床方法

由于小儿在生理及心理上尚未成熟，因而在术后镇痛药物的应用途径及剂量、镇痛力法的选择上也与成人不同，但是追溯小儿术后镇痛技术的发展，也经历了由单纯间断肌注阿片类镇痛药物到静脉或其他胃肠外途径持续应用阿片类药物、患者自控镇痛（PCA）、护士控制镇痛（nurse controlled analgesia，NCA）、各种局部麻醉、非甾体类抗炎药的辅助应用，再到多模式复合应用的平衡镇痛方式的过程。

（一）持续静注阿片类镇痛药

持续静注阿片类镇痛药可以提供比传统的间断肌注方式更为恒定的血药浓度水平。吗啡是较常用的阿片类镇痛药，对大于 1 个月的小儿，10~30 μg/(kg·h)吗啡可以提供充分的镇痛效应，且不良反应也不明显。大于 1 个月的足月产婴儿对吗啡的清除率与 1 岁以上的幼儿相当，而 1~7 天的新生儿对吗啡的清除率只有较大婴儿的三分之一，消除半衰期约为后者的 1 倍，因而输注的程度也应有所降低，一般降至5 μg/(kg·h) 吗啡用于年纪较大的小儿，其半衰期也至少3个小时，用于新生儿半衰期更长，因此，如果要通过加大静脉输注的程度来改善镇痛效果或加快药物的输入速度来消除不良反应，需要较长的时间，在临床上，出现镇痛效果欠佳时应及时给予负荷剂量，再调大维持量；出现呼吸抑制时，应先停止用药直到不良反应消除再重新设置一个较低的剂量，通常改为原剂量的一半。纳布啡（nalbuphine）是阿片受体激动拮抗药，但其镇痛作用与吗啡相当，由于它主要激动κ受体，具有明显的镇静作用，也是小儿术后镇痛的常用药物。

阿片类药物镇痛效果较好，但是不良反应也较多，因此有时需要用各种方法减少它在平衡镇痛中的用量。

（二）持续硬膜外镇痛

在排除禁忌证的情况下，常规的区域阻滞是小儿术后镇痛的基本方法。尤其适用于小儿腹部大手术，只要硬膜外导管的尖端位于合适的位置，低浓度的少量的局部麻醉药就可以产生良好的镇痛效果，也减少了局部麻醉药中毒的危险及降低了运动阻滞的程度。小儿硬膜外阻滞具有良好的血流动力学稳定性，尤其是7岁以下的小儿，即便是高位胸段硬膜外阻滞也很少发生低血压。但是，从小儿硬膜外穿刺的安全性出发，通常选用的穿刺点为 $L_3 \sim L_4$。局部麻醉药潜在的毒性反应，是小儿硬膜外给药过程中应注意的重要问题。持续硬膜外应用布比卡因时，其测得的血药浓度通常远低于中毒浓度，但由于新生儿对局部麻醉药的清除较慢，持续应用布比卡因6~12小时后，体内的布比卡因开始蓄积，因而大多数专家认为新生儿硬膜外持续应用布比卡因的时间应限制在24~36小时以内。对于婴幼儿来说，单纯使用布比卡因即使镇痛效果完善，但由于缺乏镇静作用，患儿术后仍会存在一些不适，辅以小剂量的阿片类药物对患儿有益。对于上腹部的大手术来说，放置在腰段的低位硬膜外导管若单独应用局部麻醉药，即便加大剂量也难以达到良好的镇痛效果，反而会导致局部麻醉药中毒的危险，合用少量水溶性的阿片类药物如吗啡，可以完善镇痛效果。因为水溶性药物的镇痛平面对穿刺部位的依赖性没有脂溶性的药物强，吗啡通过硬膜后在脑脊液中停留的时间比脂溶性的芬太尼要长，因而更容易向头侧扩散，使镇痛平面升高，但同时也带来了一系列的不良反应，如呼吸抑制、恶心呕吐、皮肤瘙痒及尿潴留。正因为如此，对于镇痛平面要求比较低的手术，如下腹部、盆腔，尤其是下肢的骨科手术，合用比吗啡脂溶性高的芬太尼更为理想。

罗哌卡因复合阿片类药物硬膜外术后镇痛能达到良好的镇痛效果。运动阻滞程度的降低和安全范围的增大，使这种局部麻醉药成为硬膜外术后镇痛除了布比卡因以外的又一合适的选择。罗哌卡因可以增加小儿区域阻滞麻醉的安全性。然而，它和布比卡因这一已应用于临床20年的药物，在儿童中应用的比较的研究资料，仍然不足。0.2%的罗哌卡因似乎是小儿骶管阻滞镇痛的理想药物，但是它在运动阻滞方面与0.125%的布比卡因仍有待比较。许多人在使用布比卡因时仍倾向于使用低浓度，由于罗哌卡因相对于布比卡因，毒性和效能较低，可以使用较高的浓度。有学者建议在罗哌卡因小儿术后镇痛中，不应加用肾上腺素。

（三）骶管内镇痛

小儿骶裂孔体表标志明显，便于穿刺，因此骶管给药镇痛比成人常用，适用于小儿下腹部手术，可采用单次注射法或持续给药法，但是对于小儿下腹部小手术常使用单次注射法。通常0.75~1 mL/kg 0.25%的布比卡因可以提供达T_{10}水平的镇痛，可以满足下腹部、盆腔尤其是腹股沟区的镇痛要求。

尽管单纯0.25%的布比卡因的有效镇痛时间只有4~6小时，但若同时使用阿片类药物或其他非阿片类药物，可以明显延长其作用时间。曲马多复合布比卡固骶管内镇痛能在不增加不良反应的情况下，增加镇痛效果。有研究证实，在疝修补术后骶管内单次注射0.25%的布比卡因1 mL/kg复合曲马多1.5 mg/kg不仅可以明显延长单次注射局部麻醉药的镇痛时间，而且避免了复合阿片类药物所产生的不良反应。儿童腹股沟疝修补术应用曲马多2 mg/kg，骶管阻滞能产生与0.03 mg/kg吗啡相似的镇痛效应。

在小儿骶管阻滞中常规使用受体激动剂可乐定，已经被广泛接受。有研究比较了2 μg/kg可乐定复合0.1%罗哌卡因与单纯0.2%罗哌卡因骶管内镇痛的效果，发现前者的效能较高，而又不增加小儿术后的镇静深度。0.08~0.12 μg/kg的可乐定加入低浓度罗哌卡因连续硬膜外应用，可以增加术后镇痛效果且不会造成过度镇静等不良反应。有学者对46例尿道下裂手术患儿进行骶管布比卡因阻滞复合可乐定骶管或静脉内使用对术后镇痛影响的随机、双盲研究，结果发现，0.25%布比卡因0.5 mL/kg复合静脉或骶管内使用2 μg/kg可乐定都能起到加强镇痛的作用，而且两种给药途径的效果相似。另外，通过对腹部手术患者硬膜外应用罗哌卡因复合吗啡或可乐定术后镇痛的比较，结果发现，可乐定组的呕吐、瘙痒发生率低于吗啡组，但是前者的镇痛效果不如后者。然而，可乐定对于新生儿和小婴儿也许是不安全的，有报道，这种药物曾引起一个两周岁的新生儿发生致命的呼吸暂停。

另外一些药物如氯胺酮、新斯的明等也已被用于骶管阻滞镇痛，并取得了一定的效果。S（+）-氯胺酮1 mg/kg骶管阻滞的术中和术后的镇痛效果与布比卡因无明显差别。S（+）-氯胺酮用于骶管阻滞能提供比肌注更好的术中和术后镇痛效果，但是两者吸收后的血药浓度相似。这些发现提示了，小剂量氯胺酮在平衡镇痛中的应用价值。但是有研究发现，静脉注射氯胺酮并没有起到减少吗啡用量的作用，反而会提高幻觉等不良反应的发生率。新斯的明用于骶管阻滞在儿童尿道下裂手术中，能产生与布比卡因相似的镇痛效应，两者的复合物产生的镇痛作用则更强。20～50 μg/kg 新斯的明用于骶管阻滞可产生剂量依赖性镇痛效应，但是剂量超过 30 μg/kg 时恶心呕吐的发生率升高。但是有研究发现，骶管内单次推注 1 μg/kg 新斯的明并没有增加泌尿生殖系统手术的患儿术后镇痛的效果。

（四）周围神经阻滞

周围神经阻滞可以单独应用于术后镇痛，但通常是作为平衡镇痛的一种方法与全身给药联合应用。常用的方法有：髂腹股沟神经阻滞、髂腹下神经阻滞、坐骨神经阻滞、阴茎神经阻滞等适用于小儿下腹部、会阴部等部位的小手术。有学者对 25 例接受整形手术的患儿进行周围神经阻滞并放置导管，连接弹性镇痛泵进行术后镇痛，取得了良好的效果。连续髂筋膜间隙阻滞也能提供安全、有效的镇痛效果。

周围神经阻滞已经被广泛应用，它比中枢神经阻滞更能把镇痛局限于手术部位。这是一种比较安全的方法，但是也有发生并发症的报道，在小儿髂腹股沟神经阻滞中曾出现过穿破结肠的病例。利用周围神经阻滞进行超前镇痛未发现提高术后镇痛的质量或延长术后镇痛的时间，因而外周神经阻滞在超前镇痛方面的价值受到质疑。

（五）非甾体抗炎药

通常非阿片类镇痛药是治疗中度以下程度术后疼痛的首选，这些药物没有阿片类药物常见的不良反应，如恶心呕吐、呼吸抑制。理想的镇痛治疗通常首选区域神经阻滞，但是局部麻醉药的应用时间通常不会很长，而儿科门诊手术患者往往需要将镇痛治疗延续到出院后，这时候就需要继续给予辅助镇痛药物如非甾体抗炎药（nansteroidal antiinflammatory drugs，NSAIDs）。

NSAIDs 现已广泛用于小儿各种手术的术后镇痛。NSAIDs 用于小儿时，胃肠道症状较成人少见，且安全剂量范围大，故在小儿镇痛时可以积极使用。目前，常用的 NSAIDs 有对乙酰氨基酚、布洛芬及酮洛酸。

对乙酰氨基酚（即扑热息痛）在小儿小手术的术后镇痛中的应用，已经成为一种安全的基本治疗措施。然而，如果按照传统的推荐剂量 20 mg/kg 给药，常常不能很快达到满意的镇痛效果，20 世纪 90 年代后期，较高剂量（35～45 mg/kg）的对乙酰氨基酚已被推荐用于门诊手术中小儿直肠途径给药。但是，使用的时机和途径需要根据不同的临床情况来决定。有些麻醉医生建议对于儿童手术，无论术后是采用静脉应用阿片类药物还是硬膜外或其他局部麻醉技术进行镇痛，术前都可通过直肠给予对乙酰氨基酚栓剂 40 mg/kg，以减少术后对镇痛药的需要量，延长作用时间。对乙酰氨基酚急性的过量用药会造成严重的肝损害。但是，如果剂量不超过每天 90 mg/kg，并考虑到不同患者的特殊情况，这种药物造成肝毒性的危险非常小。酮洛酸是一种强效的镇痛药，其镇痛作用相当于中等剂量的阿片类药物，但是用于小儿大手术时仍然需要与阿片类药物合用，并不能完全取代阿片类药物。

NSAIDs 之所以能成为术后镇痛重要的辅助用药，成为平衡镇痛中最常用的药物，主要是因为它与阿片类药物具有协同作用，两者合用时可以减少阿片类药物的用量，加快其撤药过程，从而降低其不良反应，如呼吸抑制、恶心、呕吐、皮肤瘙痒、尿潴留等的发生率。有研究表明，腹部手术使用酮洛酸行术后镇痛的患者比使用芬太尼的患者胃肠道功能恢复得快。

（六）儿童患者自控镇痛

患者害怕疼痛，担心忙碌的医生护士们不能及时地为他解除疼痛，医生和护士畏惧疼痛治疗带来的呼吸抑制，而患者对镇痛药的需求量个体差异很大，这都给术后镇痛带来了难题，儿童患者自控镇痛（PCA）在一定程度上解决了这些问题。由患者自己控制用药量以达到自己满意的镇痛水平，实现剂量的个体化，既保证了镇痛效果，又减少了不良反应的发生。PCA 最初在成人中应用，现在其已经成为儿童术后镇痛的常用方法。连续背景输注在儿童中经常应用，它可以增加镇痛效果，也有增加恶心呕吐、呼吸抑制等不良反应的可能性。术后镇痛的常规监测包括呼吸频率、氧饱和度和镇静程度的测量。镇痛效果的评估可以通过自我描述、视觉模拟量表、脸谱法等方法进行评估，而且最好能在安静和活动的状态下分别进行评估。在 PCA 中选择恰当的参数如单次给药剂量、时间和剂量限定、背景输注速度，可能比阿片类药物的选择更为重要。相对于镇痛效果而言，阿片类药物的选择依据更应基于对不良反应的考虑。PCA 的概念在儿童中的应用不断得到发展，出现了患者自控硬膜外镇痛、皮下 PCA、鼻内 PCA 等不同的使用方法。PCA 在适当监测的基础上使用，是一种能够被广泛接受的技术，已被看作是 5 岁以上儿童术后镇痛的标准方法。

PCA 对于 5 岁以上的小儿来说比持续恒速给药更为安全、有效。Antok 等对 48 例整形手术儿童患者进行了 0.2%罗哌卡因 PCEA 和连续硬膜外镇痛的比较研究，发现两种方法都能提供有效安全的镇痛，但是使用 PCEA 的患儿的药物消耗量减少了 50%。

要使 PCA 更为有效首先应确立患儿对这种镇痛技术的信心，其次可以适当联合应用一些非阿片类镇痛药如非甾体抗炎药，而且术后在进行可能会引起疼痛的操作如更换敷料前，应追加一次自控量的阿片类药物。

护士控制镇痛（NCA）以及家长控制镇痛也在开展，对于年龄小于 5 岁及不能合作的小儿，可以采取护士或家长控制镇痛的方法，但是其效能和安全性需要进一步验证。这种方法大多使用较高的背景输注速度［可以用到 20 μg/(kg·h)］及较长的锁定时间，通常约 30 分钟。家长往往低估小孩的疼痛程度，经常出现给药不足的情况。

三、小儿术后镇痛的监测与评估

完善而安全的镇痛不仅有赖于先进的技术方法的应用，更需要准确的疼痛评估、严密的观察和及时有效的处理。对小儿术后镇痛的监测与评估包括两个方面的内容：一是对镇痛效果作出客观的评价，二是密切观察患者，及时发现并处理术后镇痛的不良反应。

大于 5 岁的小儿可以自己描述疼痛的程度，大于 2 岁而小于 5 岁的小儿虽然不能准确地描述疼痛，但医护人员可以通过小儿的行为反应，从有无哭闹、面部表情、语言、体位、触摸伤口时的表现、腿部的运动来判断小儿有无疼痛、镇痛效果如何。小于 2 岁的婴幼儿既不能自己表达疼痛，行为反应与疼痛评分的相关性也较差，只能通过生理反应如心率的快慢、脉搏氧饱和度的高低、有无出汗来评价疼痛。如果疼痛评分仍然较高，则说明镇痛效果欠佳，一定要做出迅速有效的处理。

在使用阿片类药物时必须牢记，所有的阿片类药物的镇痛效果与呼吸抑制作用就像一对孪生姐妹，满意的镇痛通常会伴随一定程度的高碳酸血症，将阿片类药物对呼吸的影响控制在可以接受的水平的同时保证良好的镇痛效果，有时需要复合其他药物。持续硬膜外镇痛如果加用了水溶性的阿片类药物，也应加强监测。所有的小于 1 岁的婴幼儿行持续硬膜外镇痛时，都应有电子监测系统进行持续监测。

四、小儿术后镇痛的并发症

小儿术后镇痛的主要并发症如下。

1. 恶心呕吐

阿片类药物吗啡、芬太尼等都有致呕吐的作用，在术后镇痛中减少这类药物的用量可以降低恶心呕吐的发生率。5-羟色胺受体拮抗剂格雷司琼等有助于预防术后的恶心呕吐。中度以上恶心呕吐反应且反复无间歇期，应通知医生处理。

2. 瘙痒

这种并发症也与阿片类药物的应用有关，有研究表明，硬膜外可乐定术后镇痛的瘙痒和恶心呕吐的发生率都比应用吗啡时低。轻微者无须处理，瘙痒影响睡眠时应处理，难以忍受时需要纳洛酮拮抗。

3. 低血压

最常见原因为低血容量，其次为血管扩张，术后镇痛患儿两者可能同时存在。血压降低幅度超过术前10%可通过快速输液纠正，超过术前15%以上应及时通知医生查看，对因处理，必要时请麻醉科医生协助处理。

4. 呼吸抑制

呼吸频率低于10~12次/分，皮肤发绀为呼吸抑制表现，应予吸氧，及时请麻醉医师处理（纳洛酮拮抗），必要时气管插管。

5. 过度镇静

镇静水平高，易出现呼吸抑制与呕吐误吸，应减少镇痛药剂量或暂停输入。长时间不清醒或镇静加重应请麻醉科医生会诊。

五、儿童术后镇痛的进展及展望

（一）平衡镇痛和超前镇痛的概念和应用

平衡镇痛是给予不同种类镇痛药作用于不同系统来减轻围术期疼痛的一种综合性镇痛措施，其优点是可提高镇痛效果，降低不良反应的发生率。它可以联合应用局部麻醉药、阿片类药物、NSAIDs来达到消除疼痛的目的。这一概念已经被广泛接受。痛觉的传导可以通过以下药物在不同的作用部位进行阻断非甾体抗炎药、甾体类药物或阿片类药物作用于外周伤害性感受器，降低其对伤害性刺激的敏感性；局部麻醉药在外周、硬膜外腔或蛛网膜下腔作用于传入神经通路；阿片类药物作用干脊髓或脊髓以上中枢的阿片受体。对于儿童的大手术，联合应用多种方法的平衡镇痛不仅可以达到最佳的镇痛效果，而且可以使不良反应的发生率降至最低。对于门诊的儿童小手术，可以采取以下方法使术后镇痛做到安全有效：术前口服NSATDs，术始行局部神经阻滞及手术切口浸润麻醉；术中少量辅以阿片类药物；术后使用NSAIDs栓剂。术后患者疼痛的程度因手术的部位、手术的大小而有所不同，而这种根据手术的部位及大小联合使用作用部位及机理各不相同的药物和方法的平衡镇痛方式，不仅可以使镇痛效果更为确切、完善，而且可以减少各种药物的剂量，减少其不良反应发生。

超前镇痛在成人疼痛治疗中是一个有广泛争议的课题，但它在儿童中的研究相对较少。在损伤发生前给予镇痛在理论上能通过对疼痛传入中枢的阻断，而对术后疼痛起到超前抑制的作用。目前没有确切的证据证实，术前应用NSAIDs能起到超前镇痛的作用，考虑到这类药物潜在的不良反应如肾功能损害、呼吸紊乱等，它的术前应用应只限于短小手术。

（二）小儿术后镇痛方法和药物的研究进展

用于小儿术后镇痛的药物和方法很多，近年来，在术后镇痛中对乙酰氨基酚的应用、可乐定等药物在骶管内镇痛中的使用、罗哌卡因在区域阻滞镇痛中的效能和安全性问题、儿童 PCA 的应用、周围神经阻滞的术后镇痛效果等方面取得了较大的研究进展。这些临床研究对于减少传统的阿片类药物在术后镇痛治疗中的用量、提高小儿术后镇痛的安全性等具有重要意义。

如今，小儿术后镇痛的发展已由传统的肌肉注射阿片类药物发展到持续静脉泵入阿片类药物或非甾体抗炎药、局部或区域阻滞麻醉、患者自控镇痛及多模式的平衡镇痛阶段。近年来，在小儿术后镇痛药物和方法方面的研究进展为这种平衡镇痛的实施提供了更好的技术支持。

（三）小儿镇痛治疗的展望

对小儿疼痛的研究是一个持续发展的领域。麻醉医生在这一研究领域起主导作用，同时护士和儿科医生也起了非常重要的作用。尽管我们在过去 20 年里取得了较多的进展，但是仍然有很多方面有待研究，麻醉医生的知识也有待更新。除了研究和熟悉药物的应用外，麻醉医生必须认识到疼痛评估和处理技术的重要性。

目前，在儿童疼痛处理上有很多指导资料，但是这些指南并不一定能改变临床医生的医疗行为。因此，有时需要管理部门的干涉。比如，医院可以把这些评估和治疗方案纳入医疗质量控制体系中。为了达到减轻儿童疼痛的目标，必须在各学科之间进行协调。

所有的医疗工作者都应该关注这一领域的技术研究进展。儿童疼痛的评估和治疗是儿科医疗工作的重要内容。对疼痛恰当的治疗是标准的医疗实践的重要组成部分。我们有责任把最好的研究成果传授给临床医生和患者家属，并改进医院的医疗常规和实践，以期对儿童的疼痛进行可靠的预防、正确的评估和迅速的处理。

第六章

癌性疼痛的治疗

药物治疗是解除癌性疼痛（以下简称癌痛）的主要手段，正确选择药物、合适的给药途径、个体化的正确剂量、规律性的间隔时间等是癌痛药物治疗的重要原则，按此原则进行治疗，镇痛有效率应当是相当高的。

一、癌痛的治疗原则

应用镇痛药物治疗癌痛，世界卫生组织提出了以下的原则。

（一）个体化原则

镇痛药物的剂量应因人而异，每位患者的有效镇痛剂量具有很大的差异。合适的剂量应保证在一定时间内达到镇痛效果，最好能维持 4 小时以上。根据首次剂量的效果，可适当增加镇痛药物的剂量。例如，吗啡等强效阿片类药的剂量可以不受限度地增加。大多数患者每 4 小时仅需要吗啡 30 mg 或更少，少数患者则需要吗啡 200 mg 以上。

（二）最好采用口服给药

口服给药不需要别人的帮助，比较方便。有规律地口服吗啡已成为治疗慢性癌痛的主要手段。

（三）积极治疗失眠

疼痛经常在夜间加重，干扰患者的睡眠。这种情况可导致患者身体衰竭。在夜间应用较大剂量的强效阿片类药物，可延长镇痛作用时间并帮助患者安睡。

（四）必须系统处理不良反应

使用强效阿片类药物时，常见不良反应如便秘，恶心及呕吐，应给予镇吐药物和缓泻药物。几乎所有使用强效阿片类药物的患者均需应用缓泻药物，大部分患者需用镇吐药物。长期服用强效阿片类药物者中，很少发生需要处理的呼吸抑制情况。

（五）仔细观察治疗效果

在癌痛患者接受镇痛药物治疗时，无论选择哪种镇痛药物，都需要仔细地进行观察，以取得最好的治疗效果和最少的不良反应。在药物治疗的初期就应了解镇痛效果，并定时总结。当疼痛的性质发生变化时，应重新对疼痛情况进行评估，以此作为改变用药剂量与时间间隔的依据，而不是盲目增加药物用量和缩短给药时间。

（六）掌握癌痛的性质

俗话说“对症下药”，治疗癌痛也不例外。医师必须了解癌痛的性质及其社会的、家庭的和精神心理影响因素，判别癌症引发的各种疼痛综合征。骨痛包括脊柱、颅骨、骨盆和长骨；神经痛，有脑神经、周围神经、神经丛、脊髓受压以及脑膜受侵；内脏痛分为腔脏器痛和实质脏器痛；此外还有软组织受累的疼痛。疼痛的性质及其伴随症状各异。医师必须仔细检查并区分由癌本身引起的疼痛、其他治疗引起的疼痛（如手术、化学治疗等）、并发症引起时疼痛（如褥疮、感染），以及与癌症无关的疼痛。此外还要鉴别局部疼痛与牵涉痛、周围神经痛或神经丛与脊髓受侵的疼痛、持续性痛与阵发性痛等，以及识别疼痛加重和缓解的因素。这些都选择不同镇痛措施的基础。

二、给药途径的选择

给药途径是影响药物生物利用度的重要因素之一，由于各给药途径的生物利用度不同，所以产生的镇痛效果、维持时间、起效时间和使用的难易程度均不同。合理选择给药途径是提高和改善镇痛效果的因素之一。

（一）口服给药

口服给药是癌痛治疗的首选给药途径，患者可以自己服用，方便安全。剂型有片剂、胶囊、控释片和液体制剂。由于剂型和药物种类特性的不同，药物在肠道的吸收特性亦不同，并存在首过效应。即药物吸收后先经过肝脏代谢，部分药物随后进入血液循环产生相应的药理作用。该给药途径主要适用于可以口服用药，且不需要即刻镇痛的患者。

（二）舌下含服给药

口腔黏膜会有丰富的淋巴管和血管，药物吸收后直接进入体循环，因此避免了药物的首过效应，这对生物利用度差的药物具有重要意义。目前，有丁丙诺啡，叔丁啡等舌下含片供临床使用。吗啡、美沙酮也可以舌下含服给药。

（三）直肠给药

直肠给药适用于无法口服用药的患者，其效能与口服给药基本相同或更好，是口服给药的替代途径之一。直肠的吸收面积小，吸收后的药物部分直接进入体循环，吸收率取决于直肠内有无粪便，药物在直肠内的位置（越接近直肠壁越有利于吸收）。

（四）皮下途径

皮下给药可不经过肠道，无药物的首过效应，摄入吸收的时间较口服用药方式明显缩短，镇痛作用产生快，生物利用度高，是患者自控镇痛（PCA）常用的给药途径之一。有资料表明，皮下给药具有静脉给药方式 80% 的效能，主要用于胃肠道功能障碍、顽固性恶心呕吐，以及严重衰竭需要迅速控制疼痛的临终患者。

（五）肌内注射

由于使用中有疼痛而且吸收也不可靠，血药浓度波动大，加速了患者对吗啡类药物耐受性的出现，镇痛效果不稳定，维持时间不可靠。因此肌内注射仅用于急性疼痛时的临时镇痛，临床不推荐用于长期的癌痛治疗。

（六）静脉给药

静脉给药是最有效的用药方式，给药后即刻产生镇痛作用。目前，国内外多采用中心静脉插管或预埋硅胶注药泵，以连续静脉滴注或间断静脉推注的方式控制疼痛。其优点是血浆药物浓度稳定，镇痛效果可靠，可控制其他用药无效的疼痛。然而，有文献报道，患者对反复推注吗啡镇痛作用有明显的耐药性，而连续静脉滴注镇痛的方法可以推迟耐药性的出现。以往由于技术的原因，为保证患者的安全，静脉注射药物大多在住院患者中使用。随着 PCA 技术的推广和发展，家庭治疗的癌痛患者也可以使用 PCA 泵经静脉途径给药，安全地进行镇痛治疗。

（七）经皮吸收给药

经皮吸收给药是使镇痛药物透过皮肤，通过扩散作用进入皮下的微血管发挥镇痛效应。目前国内外仅有芬太尼透皮贴剂供临床使用。芬太尼透皮贴剂采用先进的控释技术，可持续 72 小时释放药物，在初次用药时，一般在 12 小时左右达到有效血浆药物浓度，适用于疼痛相对稳定且不能口服用药的患者。

芬太尼透皮贴剂的优点是使用简单有效，对人体无创伤，血浆药物浓度稳定，透皮吸收后经血液循环到达中枢神经发挥药效而无首过效应，不良反应略少于口服吗啡片剂。

（八）鼻腔给药

鼻腔给药采用芬太尼定量喷雾器在鼻腔喷洒用药，经鼻腔毛细血管吸收以达到控制疼痛的目的。但该方法目前很少用于癌痛患者，主要用于手术后镇痛治疗。

（九）硬膜外间隙和蛛网膜下腔给药

脊髓后角存在高密度的阿片受体，这是在脊髓应用阿片类药物的理论基础。与常规给药途径相比，该方法具有给药量小，作用时间长的特点。但若使用时间过长，容易产生耐药，并存在瘙痒，尿潴留和呼吸抑制等问题。硬膜外间隙给药时，还存在长期保留的硬膜外导管容易脱落，污染，硬膜外间隙脓肿和长期使用产生吗啡耐药等问题。

（十）脑室内注射

适用于全身多发性癌痛患者，与内分泌相关的癌症治疗效果更好，但安装脑室导管需较为复杂的穿刺，患者的管理需要更高的要求，目前该技术尚不成熟。

三、三阶梯方案控制癌痛

癌痛的治疗必须建立在确切的诊断基础上。在正确评估疼痛的病因和性质后，首选药物三阶梯方案进行镇痛。

（一）首选药物——非阿片类药物（第一阶梯）

非甾体抗炎药包括阿司匹林、对乙酰氨基酚（paracetamol）、双氯芬酸等。

1. 药理学作用

非甾类抗炎药主要针对轻度和中等度的周围性癌痛。这类药物的作用机理主要是影响胞质分裂、超氧化物基团的产物、嗜中性粒细胞的数量、黏附力和细胞膜的活力。此外，通过抑制环氧化酶，抑制花生四烯酸转换成前列腺素中间递质，从而减少前列腺素的合成。水肿细胞释放的前列腺素，在损伤时作为炎症递质进入组织内，能引起痛觉过敏。可以推断，这类药物是通过阻断前列腺素的合成而抑制炎症，达到镇痛效果的对于骨转移性癌痛常能镇痛。同时尚有解热抗炎等作用。这类药物对骨膜受肿瘤机械性牵拉，肌肉或皮下等软组织受压或胸腹膜受压产生的疼痛也有效。

这类药物常见的毒不良反应有胃肠道溃疡、出血及出血时间延长，少见的有肝、肾、骨髓的毒性反应，也有变态反应，轻者鼻炎、荨麻疹，重者低血压、休克。应用这些药物时，出现不良反应的频率和严重性也有不同，如水杨酸钠、水杨酸镁、水杨酸胆碱不会抑制血小板，也很少引起胃肠道并发症。而吲哚美辛可损害血小板功能，常出现胃肠道并发症，并可能出现中枢神经系统不良反应（包括头痛、眩晕和紊乱），因此大多数胃肠系统、中枢神经系统疾病和精神病患者禁用此药。

2. 常用的药物

（1）阿司匹林：是非阿片类镇痛药物中的典型药物之一，用于治疗各类疼痛性疾病已有100年的历史。目前，多与其他镇痛药物制成复合剂。胃肠道功能紊乱是其主要的不良反应，少数患者可发生变态反应。其镇痛机理是通过抑制环氧化酶和酯氧化酶，减少前列腺素的生成，减少炎症，达到外周镇痛的作用。阿司匹林不能够抑制已经释放前列腺素的作用。

阿司匹林在胃和小肠吸收迅速，大约2小时达峰血药浓度。肝脏对阿司匹林的代谢能力有限，剂量≥1g时血中水杨酸浓度会急剧增高，可出现中毒症状。不良反应以胃肠道症状最为多见，可出现上腹不适、恶心呕吐、严重者可以引发胃肠道出血。小剂量阿司匹林即可抑制血小板聚集，有出血倾向的患者在应用阿司匹林时应特别注意此问题。

目前已经有阿司匹林新型制剂用于临床，如乙酰水杨酸钙、赖氨酸阿司匹林、精氨酸阿司匹林等，具有使用方便、不良反应较小等特点。阿司匹林剂量：250~1 000 mg，血浆半衰期为0. 25小时，血浆峰值作用时间为2小时，每4~6小时1次，总量不超过4 g/d。

（2）对乙酰氨基酚：又名扑热息痛，是非那西汀的体内代谢产物。口服吸收迅速而完全，30~60分钟达峰血药浓度，主要在肝脏内代谢。其解热镇痛作用强度与阿司匹林相似，抗炎作用较弱，无抗血小板的作用，胃肠道反应小。一般患者对药物的耐受性较好，最严重的不良反应是肝脏损伤，尤其是肝脏疾病患者更容易发生，过量使用可能导致急性重型肝炎。

本品的最大剂量为4 g/d，常用方法是每次500~1 000 mg，每6~8小时服药1次，总剂量不超过4 g/d。剂量超过1 000 mg后，镇痛作用几乎不增加。对乙酰氨基酚是临床常用的镇痛药物，一般常与可待因制成复合剂使用，如氨酚待因、路盖克等。

（3）吲哚美辛：是人工合成的吲哚衍生物，口服吸收迅速且完全，3小时达到峰血药浓度。直肠给药比口服给药达到峰血药浓度的时间短，但其浓度低。血浆半衰期为2~3小时，主要在肝脏内代谢。吲哚美辛是一种强效的前列腺素合成酶抑制剂，有明显的抗炎解热作用，对癌性发热也有效。

常规剂量是25~50毫克/次，3次/天。在用药患者中，有35%~50%可能会出现不良反应，约20%的患者需要停药。主要的不良反应包括胃肠道反应、中枢神经系统反应、使白细胞减少等。在临床上，引哚美辛不作为首选用药，且不作为长期用药。吲哚美辛缓释肠溶片能够减少胃肠反应等不良反应，提高患者的耐受性。

（4）布洛芬：是苯丙酸的衍生物，口服吸收迅速，1~2 小时内达到峰血药浓度。它在肝脏内代谢，从肾脏排泄。布洛芬是一种有效的前列腺素抑制剂，具有抗炎、解热和镇痛的作用。布洛芬 400 mg 的镇痛效能相当于阿司匹林 650 mg，常规用药量是 200~400 毫克/次，每日总量不超过 3 200 mg。大约 5%~15%服用布洛芬的患者会出现胃肠道反应，较阿司匹林或吲哚美辛不良反应小，患者耐受性好。临床试验表明，布洛芬 200 mg 比对乙酰氨基酚 650 mg 更有效。

（5）双氯芬酸：是一种新型强效抗炎镇痛药物，可口服也可制成乳剂外用于痛处。双氯芬酸的主要不良反应是胃肠道反应，发生率为 5%~25%，有 15% 的患者转氨酶升高，因此使用时注意肝功能测定。

（6）萘普生：是一种长效抗炎镇痛药物，每日仅需服药 2 次。该药吸收迅速而完全，尤其是以钠盐的形式给药时，出现镇痛作用更快。服用萘普生时胃肠道不良反应较轻，但患骨髓瘤的患者，在短时间内服药后可以发生肾衰竭。

（7）新型非阿片类镇痛药物：非阿片类镇痛药物具有抗炎镇痛作用，同时其不良反应也多与抑制环氧化酶（COX）、减少前列腺素合成有关。COX 有两种异构体，COX_1 催化产生基础前列腺素，维持消化道、肝、肾和血小板的正常功能；COX_2 产生炎性前列腺素，介导疼痛和炎症。新型药物仅抑制 COX_2，减少了不良反应，提高患者的耐受性。目前国内上市的药物有塞来昔布（celecoxib）、罗非昔布（rofecoxib）等。

（二）弱效阿片类药物——第二阶梯

适用于非阿片类药物无法达到满意镇痛的患者。临床主要应用可待因、曲马多和右丙氧酚，其中可待因效果更好些。

1. 可待因

可待因是阿片中的天然成分，其镇痛效能是吗啡的 1/12~1/10。可待因是弱效阿片类药物的典型代表，主要用于轻度至中度的镇痛。可待因口服吸收良好，生物利用度平均约为 40%，与吗啡相似。目前临床上常常使用的非管理的药物如氨酚待因、路盖克等均为可待因与对乙酰氨基酚的复合剂。可待因的不良反应与吗啡类似，最常见的不良反应是便秘，但较吗啡轻。恶心呕吐较少见。正常使用可待因很少发生呼吸抑制。

目前推荐将可待因 30~130 mg 与阿司匹林 250~500 mg 或对乙酰氨基酚 500 mg联合应用，每 4~6 小时服 1 次。因为可使可待因的镇痛作用明显增强。

2. 右丙氧酚

50~100 mg，每 6 小时服 1 次，也可与阿司匹林或对乙酰氨基酚联合应用。

3. 曲马多

曲马多是一种人工合成的中枢性镇痛药物，对中枢的阿片受体具有较弱的亲和力，另外通过抑制脑内单胺递质的重摄取和激活脊髓内的胆碱能神经系统发挥镇痛作用。曲马多的镇痛效果是复杂的综合作用的结果。口服吸收良好，生物利用度为70%~80%，肌注用药的效价大约为吗啡的 1/10，与哌替啶相仿。口服用药一般按吗啡的 1/10 效价使用，但曲马多的生物利用度高些，有文献认为可以按吗啡的1/4效价使用。临床治疗剂量通常不引起呼吸抑制，镇咳作用是可待因的 1/2，一般不引起药物的耐受性和依赖性。每次口服 50~100 mg，每日 3 次，也可与阿司匹林或对乙酰氨基酚联合应用。

（三）强效阿片类药物——第三阶梯

强效阿片类药物是治疗中度和重度癌痛的主要方法，是在弱效阿片类药物与非阿片类药物（或并用辅助药）镇痛差时作为的第三阶梯治疗药物被选用。采用此种药物的大多数患者对镇痛效果满意，但由于易产生身体对药物依赖性和耐药性等问题。前者是连续用药后不能停药，若突然停药则产生明显的戒断症状；后者则是重复用药的效果逐渐降低，必须不断增加剂量，才能维持一定的镇痛作用。

强效阿片类药物的应用要考虑到许多因素，如年龄、性别、全身情况，癌的类型及疼痛严重和广泛程度等。药量个体差异很大，通常建议由小剂量开始，根据临床经验增至适宜剂量。

1. 口服吗啡

患者最易接受，且可避免注射给药的痛苦，特别是患者可以自己服用，可不依靠他人。吗啡剂量的个体差异很大，从 5 mg 直至 200 mg 不等。通常建议每 4 小时服用 1 次，通常可从 5 mg 开始，个别患者可用 10 mg 或更高。如果首次用量后患者已完全镇痛且嗜睡，则第二次可减量。反之镇痛不满意，第二次可加量或缩短间隔给药时间。吗啡缓释片可每 12 小时服用 1 次。

2. 芬太尼缓释透皮贴剂

芬太尼缓释透皮贴剂（transdermal fentanyl，TDF）为芬太尼的一种新制剂，商品名为多瑞吉（Durogesic）。TDF 由芬太尼加透皮释放系统（transdermal therapeutic system，TTS）组成。贴于皮肤后，芬太尼首先在表皮层存储，然后经过真皮层微循环到达全身，在皮肤中不发生代谢损失。贴用 TDF 后，大约 2 小时血浆中即可检测出芬太尼浓度（0.2 ng/mL），此后血药浓度缓慢上升。8~16 小时后达峰血药浓度，出现最充分的临床效果。有效血药浓度一般可维持约 72

小时。芬太尼在肝内代谢，其代谢产物正芬太尼无生物活性。

TDF 用于癌痛治疗，对于之前使用口服吗啡的患者转换为 TDF 治疗后，取得了满意的疗效。众多学者对 TDF 的效果、安全性、不良反应进行了大量研究，证明其用于癌痛患者安全有效；TDF 血浆浓度稳定后，患者用于急性爆发痛的临时救援药物总剂量相差不多。TDF 长期用于癌痛治疗有效，可作为 WHO 第三阶梯的镇痛药物。

TDF 引起的不良反应较口服吗啡所引起的轻。TDF 较口服吗啡有较少的胃肠道反应（如恶心、呕吐和便秘）较少，且患者有较好的警觉性和睡眠质量。

3. 丁丙诺啡

作为天然阿片生物碱蒂巴因的衍生物，是一种 μ 型阿片受体激动剂、拮抗剂，由于对 μ 型阿片受体的结合力强，大约是吗啡的 50 倍，可置换结合于 μ 型阿片受体的麻醉性镇痛药物，从而产生拮抗作用。同时，丁丙诺啡是部分 μ 型阿片受体激动剂，镇痛作用强，约为吗啡的 30 倍（0. 3 mg 相当于 10 mg 吗啡的镇痛作用），而且从 μ 型阿片受体释放慢，作用持续时间长（7~8 小时）。

丁丙诺啡主要在肝脏中代谢，首过效应明显，所以不能口服用药，临床大多使用注射剂，近年来也有口含片用于临床镇痛治疗。丁丙诺啡属长效强效镇痛药物，肌内注射的剂量为 0. 15~0. 3 mg，每 6~8 小时 1 次，肌内注射后大约 1 小时达到峰值。口含的剂量为 0. 2~0. 6 mg，每 6~8 小时 1 次，用药峰值时间明显延长 2~3 小时。应注意丁丙诺啡禁止与吗啡联合使用。

4. 美沙酮

美沙酮是一种合成的阿片类药物，虽然在药物结构上与阿片类药物不同，但由于其空间结构上的相似，所以可产生与吗啡相似的作用。连续给药 3 天，美沙酮在体内脏器的分布达到饱和，血药浓度趋于平稳。长期用药的患者要注意蓄积中毒的问题，尤其是老年人和肝肾功能减退的患者，除减量给药外，更应注意随用药时间的延长，逐步降低用药量，减少给药次数。

5. 羟考酮

羟考酮是一种半合成的蒂巴因衍生物，临床上已应用多年，常与非甾类药物制成复方镇痛剂，由于非阿片类药物成分的潜在毒性作用，限制了羟考酮的使用量。目前认为单独使用羟考酮是强阿片类药物的有效替代药。其血浆半衰期是 5 小时，为吗啡血浆半衰期的 2 倍。近年来国外渐渐广泛使用该药治疗剧烈癌痛。

羟考酮是阿片受体的纯激动剂，药理作用与吗啡相似，镇痛作用强度与吗啡相等或更高，镇痛作用无封顶效应。口服羟考酮的生物利用度为 60%~87%，在肝脏中的首过代谢较少，故口服用药更为经济和有效。镇痛疗效确切可靠，适用于各种中重度癌症疼痛。

6. 哌替啶

又名杜冷丁，是一种人工合成的阿片类药物，镇痛效能是吗啡的1/10。所有给药途径均可吸收。哌替啶是我国几十年来最为常用的药物，受传统观念的影响，很多患者和家属错误地认为，癌症剧烈疼痛的有效镇痛药物是哌替啶，应在临床工作中注意纠正这一错误观念，合理使用镇痛药物。

哌替啶与单胺氧化酶同时使用时，能引起兴奋、谵妄、惊厥及呼吸抑制，注意避免同时使用。对于慢性癌痛应首选其他药物，少用或不用哌替啶。

四、三阶梯治疗中的辅助药物

癌痛患者所面对的是“全方位疼痛”，例如，社会地位的变更、职业职务的改变、在家庭中的作用、某些头面部癌瘤造成的外貌改变、对治疗效果的疑虑、失望甚至轻生、临终的恐惧以及对亲朋的担忧等，这些因素都会引发忧郁、焦虑甚至愤怒。

辅助药物不是常规的用药，是视患者特殊需要的有选择性的用药。这类药物本身不是镇痛药物，但可辅助治疗某种癌痛，或针对治疗癌痛过程中的某些不良反应。例如，激素可减轻癌瘤周围组织的炎性水肿从而减轻癌痛。苯二氮䓬类药物和布洛芬类药物可解除横纹肌痉挛。东莨菪碱或氯苯酰胺可抑制肠痉挛。抗生素能减轻继发感染引发的疼痛。抗惊厥药物有时对稳定神经受压造成的疼痛有益。抗抑郁药物能解除患者的忧虑和抑郁情绪，从而增强镇痛效果。

五、癌痛的放射疗法

癌痛不仅使患者极端痛苦，而且是导致患者死亡的重要因素之一。虽然药物治疗是主要的癌痛治疗方法，但是有些癌痛则必须考虑包括放射治疗在内的特殊治疗方法。放射治疗主要是针对癌痛进行的特殊治疗，可单独应用也可配合应用。

骨浸润的癌痛较为常见，放射治疗对于组织学上转移瘤的疼痛比较有效。对于最常见的乳腺癌、肺癌、前列腺癌、甲状腺癌及骨髓瘤等的骨转移性肿瘤，疼痛缓解率可达80%以上。骨转移癌患者发生病理骨折均有疼痛，条件允许时应实施手术行内固定，手术后局部再行放射治疗。放射治疗是头颈部癌症主要的根治方法，即使是相当晚期仍可采用大剂量放射治疗，因为如果不控制肿瘤的增长，癌瘤发展起来要比大剂量放射治疗反应更为痛苦。

无论是原发性肿瘤还是继发性肿瘤，由于其在颅内的部位不同，所产生临床症状与体征也各异。如果幕上肿瘤很大或阻塞了脑脊液，即可使颅内压升高而产生高颅压性头痛。因此，无论原发性脑肿瘤的根治或脑转移瘤的姑息治疗，放射治疗均有其实用价值。

皮肤受癌瘤侵蚀后，可因继发性溃疡或感染而引起疼痛，如乳腺癌局部浸润可腐蚀皮肤、破溃、恶臭，除对患者的精神造成巨大刺激外，常伴有明显的疼痛。要结合患者的全身情况和肿瘤局部病变合理地选择手术疗法、放射治疗、化学治疗和激素疗法。除非患者极度衰弱，均应首先设法控制局部病变。

六、癌痛的化学治疗

化学治疗是癌瘤的主要治疗方法之一，不同的癌瘤对化学治疗的反应不同，化学治疗后 1~3 月内，肿瘤完全消失称完全反应率，消失 50%以上称部分反应率。完全反应率的肿瘤包括非霍奇金淋巴瘤、卵巢肿瘤、乳腺癌和小细胞肺癌等。这些肿瘤引起的癌痛也均可采用化学治疗缓解，尤其是当局部姑息性放射治疗无法缓解的多部位疼痛，可考虑化学治疗。但在选用化学治疗时，应权衡其全身毒作用与治疗作用的关系。

动脉内注射 5-氟尿嘧啶和甲氨蝶呤对癌痛具有较好的治疗效果，例如，约 60%肝癌患者症状有所缓解。头颈部癌痛也有效，但并发症的发生率较高，如造成动脉栓塞等，故未能广泛应用。肢体黑素瘤采用游离肢体化学治疗灌注，被认为既无全身毒性作用，又有较好的局部作用。同时，可将灌注液加热以提高治疗效果。

七、癌的激素疗法

早已认识到，晚期乳腺癌患者应用激素治疗具有与卵巢切除相同的作用。前列腺癌应用外源性雌激素治疗的作用亦已受到人们的重视。其他癌瘤也有类似情况，对激素治疗有反应。应用激素治疗可使人体原有的内分泌功能丧失，称为该脏器的药物性脏器切除。因此，卵巢、肾上腺、垂体等这些内分泌器官可以应用相应的激素行药物性切除。氨基格鲁米特能阻滞肾上腺激素的合成，故也曾被用于药物性肾上腺切除。

一般来讲，不同的癌瘤对不同的激素治疗有反应。例如，乳腺癌对多种激素有反应，包括雌激素、雄激素、抗雄激素、孕激素、氨基苯乙哌啶酮、皮质酮等。前列腺癌对雌激素、抗雄激素、睾丸切除及垂体切除有反应。子宫内膜癌、肾癌和卵巢癌等对孕激素有反应。甲状腺瘤对甲状腺激素有反应。淋巴瘤和白血病对皮质激素有反应等。因此，针对癌痛所使用的激素治疗也即上述的各种激素，在应用时外源性的激素水平必须超过内生激素的浓度。毫无疑问，在应用激素治疗的过程中，必定会引起体内内源性激素分泌的复杂改变。

八、神经外科手术控制癌痛

这是一种不得已才使用的神经外科破坏性手段。从神经松解术、经皮或开放脊髓前侧柱切断术以及立体定向中枢神经的烧灼术等，均提供了癌痛镇痛的一种办法。但是，必须由经验丰富的神经外科专家实施。由于晚期患者多身体状况不佳，常难以接受手术。这类神经破坏性治疗方法，主要用于顽固性癌痛患者，应严格掌握适应证。

九、癌痛的神经破坏性阻滞疗法

（一）基本问题

大多数癌痛患者经三阶梯方案治疗后，疼痛缓解率有所提高；但是，临床上仍有癌痛患者镇痛效果不佳，不得不考虑其他控制癌痛的方法。此外，部分癌痛患者在严格应用三阶梯方案治疗后，仍有剧烈疼痛或因不能进食、有药物禁忌，不能耐受镇痛药物等原因，无法充分接受三阶梯方案的治疗，迫切需要缓解癌痛的其他方法。这类无法接受三阶梯方案或用三阶梯方案治疗无效的癌痛称为顽固性癌痛或难治性癌痛，占癌痛患者的 10%~20%。由于对顽固性癌痛治疗的多方面进展，如癌症疼痛治疗的三阶梯方案的推广，对口服阿片类药物剂型的改进，椎管内镇痛和脊髓镇痛技术的应用增多，目前需要采用神经破坏性治疗的病例已减少。对镇痛药物反应相当好的患者，没有必要考虑应用神经破坏治疗技术。

神经破坏性阻滞的需求，在没有上述诸方面条件的地方，如广大农村地区，顽固性癌痛患者难以获得口服阿片类药物且药物价格也很高，破坏性神经治疗通常会更被需要。

一个局限性的破坏性措施总比全身应用阿片类药物要好些。患者会发现，少用吗啡而多用阻滞药物的好处更多，因为阻滞药物的镇痛质量要比吗啡好得多，患者使用阿片类药物后，一方面难以承受药物的不良反应；另一方面，由于行动受到限制，生活质量也很低。

由于某些原因，阿片类药物的作用被夸大了，许多治疗医师认为阿片类药物可以治疗一切癌痛，甚至有人神化三阶梯方案。事实上，癌痛是非常复杂的，不是单一性质的简单痛，而是由于多种不同性质疼痛组成的复杂痛。阿片类药物对癌痛中的某些成分是难以控制的。例如，阿片类药物对于癌痛引起的神经病性疼痛无效。

当患者可能既有明显焦虑又有疼痛，而疼痛并不是势不可挡时，在疼痛明显缓解后，中等程度的焦虑通常亦会明显减轻，而且患者可讲出恐惧和担心。癌症对患者的影响通常是破坏性的，痛苦既可由疾病引起，也可由其治疗引起，而且痛苦不仅局限于躯体症状。为了确定痛苦的根源，需要从心理学上来评价患者，并询问其未解决的问题。癌痛可扩展到对社会及私人生活各方面的威胁，患者不仅承受着疾病和治疗对其外貌及各种能力的影响，且对未来的理解也是痛苦的。当无法迅速缓解疼痛时，患者的病情可急剧恶化。此时，一个局限性的神经破坏性措施会比全身痛使用阿片类药物效果更佳。

阿片类药物治疗对放射治疗引起的急性神经痛无效，该种疼痛属阿片类药物不反应性疼痛。对于此类患者，采用神经破坏性措施就显得非常重要。

神经病性痛（neuropathic pain）是由周围神经系统或中枢神经系统的功能障碍或损伤所致，它亦可与交感神经系统的过度活动有关。神经病性疼痛几乎均伴有感觉的改变。根据这种特性导出了现在的神经病性痛的定义，即感觉异常或缺失的部位发生的疼痛。神经病性痛是目前为大家所接受的术语。如前所述，神经病的定义是神经功能障碍或病理改变，这个定义重点放在功能障碍而不是损伤，意味着交感神经持续性痛是一种神经病性痛。神经压迫性痛在肿瘤患者中十分常见。它发生于神经丛病变的早期，是椎骨转移性病变的结果。如果一个患者存活时间足够长，可逆性神经压迫性病变会转变为不可逆的神经损伤。

神经压迫性痛是按神经支配的皮区分布的，可能还有其他一些神经症状和体征，但这些改变是功能性的、可逆的。神经压迫性痛对阿片类药物治疗不敏感，在使用神经破坏性措施的同时，可以应用糖皮质激素作为辅助镇痛药物。

交感神经持续性痛是组织损伤或交感神经损伤后的一种不太常见的后遗症状，交感神经阻滞后疼痛缓解，感觉障碍逆转。在肿瘤患者中，交感神经持续性痛在下肢更为常见。典型的交感神经持续性痛可伴有主动脉旁淋巴结肿大，并经常与颈部或直肠肿瘤有关。除了寒冷可以加重疼痛外，患者可能会有肌肉疲劳和无力的病史。在疾病晚期，常常可以看到一条冰凉的下肢，并伴有交感神经过度活动的其他现象，这比自主交感神经切断术后所致的“热足”更为常见。

如果怀疑为交感神经持续性痛，就应采用局部麻醉药进行交感神经阻滞，这不仅能够明确诊断，而且能够缓解症状，使局部麻醉药的维持时间更长久。如果症状重新出现，在X线监视下进行腰交感神经切断术是一种安全且不良反应较小的治疗方法。

癌骨转移是骨痛的常见原因，肺癌、乳腺癌与前列腺癌易向骨转移。骨转移引起骨痛的原因有多种机理，包括机械压迫变形或化学递质释放所造成的骨内膜或骨膜伤害性刺激感受器的激活，以及肿瘤扩展至邻近的软组织或周围的神经。由于骨痛是阿片类药物半反应性疼痛，神经破坏性治疗更为需要。

由于晚期癌症患者忍受着剧烈的疼痛，身心状况恶化，有的甚至会想自杀或寻求“安乐死”。这种临床现状，呼唤在三阶梯方案之上构筑另一个有效的治疗“阶梯”。神经破坏性措施应能有效地治疗顽固性癌痛，能为衰弱的晚期癌痛患者所接受，可以作为三阶梯方案的有效补充。一般来讲，至少10%以上的癌痛患者需要采用神经破坏措施。

由于大量口服阿片类药物和硬膜外间隙置管反复注入局部麻醉药和阿片类药存在许多缺点，治疗癌痛的“神经破坏性措施”以破坏作用长久的神经阻滞为主要方法，即采用化学药物使与疼痛有关的神经组织变性，以获得较长时间的持续性镇痛效应。对于生存时间较长的患者，疼痛复发时可再次治疗。使用的方法主要有周围神经阻滞，神经根阻滞、蛛网膜下腔阻滞、交感神经阻滞和腹腔神经丛阻滞、垂体破坏术、神经外科手术控制癌痛等方法，基本上可满足顽固性癌症患者的镇痛需求。

当应用药物治疗效果不佳时，神经破坏性阻滞几乎是患者的唯一选择。神经破坏性阻滞的方法有多种，应根据患者的具体情况加以选择。在X线透视引导下穿刺并造影确认穿刺针的位置，可使神经破坏性阻滞的安全性大大提升。在治疗前应充分向患者及家属说明有关事项，取得理解并办理手术前签字手续，以避免纠纷。在应用神经破坏性阻滞治疗后效果不佳时，多与选择方法不妥和操作技术不熟练有关。熟练掌握有关知识和操作技术需要长时间的努力和训练。

（二）周围神经破坏性阻滞

癌症疼痛较局限，应用药物治疗效果不佳时，使用不同浓度的酚、乙醇、多柔比星（阿霉素）和丝裂霉素溶液阻滞周围神经，通常可获得满意的治疗效果。该治疗可在门诊或患者的家中进行，主要适用于疼痛较为局限或采用其他方法阻滞后残留局部疼痛者。常用的神经阻滞包括上颌神经、下颌神经、耳颞神经、枕大神经、肩胛上神经、股神经、闭孔神经、坐骨神经和腓神经阻滞等。

周围神经破坏性阻滞的操作方法与一般性周围神经阻滞相同，只是在应用局部麻醉药试验性阻滞后，确定好部位及阻滞的范围，再给予神经破坏性药物，以获得长时间的周围神经阻滞。周围神经单次破坏性阻滞的有效镇痛时间为16~94天，平均镇痛时间为30.4天。主要不良反应为注射部位肿胀、阻滞区麻木及乏力。

对于范围较为局限的癌痛患者，可应用神经破坏药物选择性阻滞与癌痛有关的周围神经，从而缓解癌痛。该方法的优点是操作简单，除少数复杂的周围神经阻滞需要在X线透视引导下穿刺，并造影确认穿刺针的位置外，大多数治疗在门诊或患者家中即可进行。缺点是镇痛作用时间较其他神经破坏性阻滞方法短。

（三）神经根破坏性阻滞

主要是使用乙醇和酚制剂进行神经根破坏性阻滞。少数病例可使用多柔比星和丝裂霉素溶液，这些病例是指疼痛的部位有肿瘤侵蚀，使用多柔比星和丝裂霉素溶液可以同时毁损神经和肿瘤。

注射药物的部位主要在颈、胸、腰椎的椎间孔附近。大多需要在X线透视引导下穿刺并造影，确认椎间孔位置后，再注入药液。操作技术熟练后可在门诊或患者家中进行。在椎旁注射的造影剂，可经椎间孔进入硬膜外间隙，有时经一个点注药可同时阻滞同侧的3～5个神经根。单次阻滞的镇痛时间为19～120天，平均为46.1天。如果能够准确穿刺，应注意调整药物的剂量、浓度及注药速度，注射过程中较少发生严重的运动神经功能障碍。部分患者在颈或腰神经根阻滞后可出现肢体乏力、活动不灵便和麻木等症状。

（四）蛛网膜下腔阻滞

1. 基本问题

蛛网膜下腔应用酚或乙醇阻滞的镇痛效果和持续时间均优于局部神经阻滞和神经根阻滞。虽然应用此方法控制癌痛有效，但需要有经验的麻醉医师进行操作。目前，酚甘油阻滞比较常用，可作蛛网膜下腔注射，方法基本同无水乙醇，只是体位完全相异。根据病例统计，镇痛效果优者占50%～60%，良者占21%～30%，差者占18%～20%。镇痛效果的好坏与肿瘤位置、穿刺间隙、注药剂量与疼痛的评价方法具有密切的关系。作用持续时间，优者疼痛完全缓解在1个月以上，良者疼痛完全缓解短于1个月或疼痛减轻超过1个月，差者仅缓解数日或无效。大多数报道的疼痛缓解时间为2周至3个月，少数患者可持续4～12个月。神经破坏性阻滞偶尔有失败者，其原因有时难以解释，或许与解剖学及生理学因素有关。在一项调查的随访患者中，镇痛效果良好的（临终前无疼痛）占58%，较好的（残余疼痛，仅服用非甾抗炎药物即可达到无痛）占26%，其余的效果较差或短期内复发。单次阻滞的镇痛作用时间为21～270天，平均为94.3天。阻滞后的并发症主要是由非痛觉神经受损害引起的。治疗均应在手术室内进行。双侧阻滞的并发症包括尿潴留、直肠功能障碍和肌肉瘫痪，大多在1周内减轻或消失。一过性头晕，头痛多在数日内消失。

2. 蛛网膜下腔乙醇阻滞法

使患侧的脊神经后根处于最高点，利用轻比重乙醇在蛛网膜下腔脑脊液内上浮的特性，将其注射后集中到脊神经后根（感觉根），而不影响脊神经前根（运动根）。注射的部位最好是在脊神经根刚离开脊髓的部位，此处为较细的小根，乙醇能发挥最大作用。在脊神经后根进入硬脊膜之前，乙醇的浓度仍足以破坏脊神经后根，故在此处注射药物仍是较好选择。

（1）操作技术：患者取侧卧位，患侧在上。于此体位下做脊椎穿刺，脑脊液能自动流出。待穿刺成功后，旋转穿刺针的针尖斜面向患侧，患者改为侧俯卧位，与手术台成45°，患侧在上。缓慢注射乙醇，以减少扩散，此时药液借轻比重上浮至蛛网膜下腔上部，集中在患区脊神经根，从而达到最佳的阻滞效果。注药后需测定皮肤的触觉和痛觉，判断阻滞范围是否准确和有无异常表现，必要时调整体位再继续注药。一般0.5 mL乙醇可阻滞2个脊髓节段，疼痛区域范围较广的患者，需行多点穿刺，但用药量应控制在2 mL以内，以避免累及脊神经前根或阻滞范围过广导致循环系统抑制。注药后保持原体位30分钟，减少乙醇的扩散，使高浓度的乙醇充分作用于欲阻滞的脊神经根。注入乙醇后，受损神经的分布区可出现灼痛或感觉异常，持续数秒后逐渐减弱。拔除穿刺针之前，注入少量生理盐水冲洗穿刺针内腔，以防止残存于穿刺针针腔内的乙醇在拔针过程中遗留在穿刺径路的组织内，而造成刺激性疼痛。拔针后观察1~2小时，如果循环系统不稳定，需静脉输液维持血压，无异常情况后将患者送回病房，继续卧床18~24小时，密切观察。

（2）注意事项：①穿刺点应选择在疼痛脊神经分布区中点的椎间隙。②由于胸段蛛网膜下腔狭窄，从蛛网膜到软膜（成年人）只有2~3 mm，故穿刺针抵达硬膜外间隙后应谨慎推进，以免穿刺时损伤脊髓。③在L_3~L_4椎间隙以下穿刺较为容易，且不会损伤脊髓，但此处的脊神经根是垂直向下的，聚集成束，形成马尾，注射乙醇后，在感觉丧失的同时，有发生膀胱和直肠括约肌受累、排尿困难及大便失禁的可能性。④双侧疼痛时一般是先施行一侧阻滞，待2~3天后阻滞平面固定和病情稳定后再阻滞对侧。如果需同时进行两侧阻滞，在穿刺成功后可将患者置于俯卧位，使疼痛节段处于最高点，注入的乙醇即可散布到两侧的后根。

3. 蛛网膜下腔注射酚甘油溶液

临床应用的酚被配制成5%~7.5%的甘油溶液。酚甘油溶液为重比重溶液，在脑脊液中酚甘油溶液下沉，到达神经组织，酚与神经具有亲和性，其有效成分酚可自甘油中缓慢释放，并被神经组织摄取，从而实现破坏性阻滞。

（1）操作技术：患者取侧卧位，疼痛侧在下。于该体位下做脊椎穿刺，脑脊液能自动流出。穿刺成功后，旋转穿刺针的针尖斜面朝向患侧，患者改为侧俯卧位，则一侧脊神经后根处于最低点，与手术台成45°，疼痛侧在下。缓慢注射酚甘油，开始注入时尚有局部麻醉作用，故受破坏的神经分布区有温热感和针刺感，并可测出阻滞平面。酚的浓度在脑脊液中逐渐降低，在此期间应将患者保持在原体位 60 分钟，以使阻滞部位固定在所需要的镇痛范围，治疗后患者应保持平卧 12 小时。

（2）适应证：蛛网膜下腔神经破坏性阻滞适合较局限的躯体性疼痛、鞍区疼痛，尤其是已放置保留导尿管的患者。对肢体痛，可能导致肢体无力或轻瘫，应慎重。

（3）并发症：①蛛网膜下腔穿刺固有的并发症，包括头痛，还有较少见的神经损伤、感染与化学性蛛网膜炎。②神经破坏药对与疼痛传导无关神经纤维的损伤作用，如运动麻痹、括约肌功能丧失、触觉与本体感觉受损，以及感觉异常所带来的不适感。一般说，这种并发症短期内可恢复。感觉异常与神经痛的发生率为 0.3%~4%。

并发症持续的时间，28%的患者在 3 天内所有并发症均可恢复，23%的患者在 1 周内恢复，21%的患者在 1 个月内恢复，9%的患者在 4 个月内恢复，仅有 18%的患者持续 4 个月以上。

（五）硬膜外间隙神经破坏性阻滞

1. 基本问题

硬膜外间隙阻滞是指将神经破坏药注入硬膜外间隙，阻滞脊神经传导，产生节段性镇痛的方法。与末梢神经阻滞相比，硬膜外间隙阻滞可同时阻断躯体和自主神经，阻滞范围较大，而且效果确切；与蛛网膜下腔阻滞相比，则可避免脑膜刺激与脊髓或脊神经损伤，因神经破坏药不直接接触神经根，在硬脊膜外发挥作用，故膀胱与直肠括约肌受累的可能性较蛛网膜下腔阻滞时小，但其效果也不如蛛网膜下腔阻滞。此外，还可经硬膜外导管分次注入神经破坏药。

此法适用于双侧广泛性疼痛的患者。由于在硬膜外间隙不容易控制药物的流向，难以准确控制阻滞范围，不适合局限性疼痛。脊神经的前、后根通过硬膜外间隙时，在椎间孔处汇合，故硬膜外间隙注药不能单纯破坏后根。但采用适宜浓度的神经破坏药，如 5%~15%酚甘油，可阻滞感觉神经的传导，而运动神经功能不受或很少受影响。其临床应用较蛛网膜下腔阻滞少。

2. 硬膜外间隙酚甘油阻滞法

（1）操作技术：患者取侧卧位，疼痛侧在下方。选择与疼痛中心相对应的脊神经及棘突间隙为穿刺点，常规硬膜外间隙穿刺，正中法为宜。确认穿刺针的针尖在硬膜外间隙后，注入 1%~2%利多卡因 5 mL 作为试验剂量，观察 5 分钟，无蛛网膜下腔阻滞的征象后，将穿刺针的针尖斜面转向疼痛侧，缓慢注入

7.5%~10%酚甘油溶液，按每对脊神经根需用 2 mL 计算，1 次注入 3~6 mL，10~15 分钟疼痛逐渐消失。此溶液黏稠，可稍加温后再注入。硬膜外间隙所用酚甘油浓度为 15%~25%时，能有效地控制某些癌痛，效果较好，但肢体无力或轻瘫，以及膀胱或直肠括约肌麻痹的发生率增加，虽为时短暂，持续不恢复者极少，仍不可不慎。

拔除穿刺针后，单侧疼痛者置患者于背侧斜卧位，与手术台成45°，疼痛侧在下；双侧疼痛者置患者于仰卧位，均保持体位 1 小时。密切测量血压、呼吸，有异常者立即处理。回病房后继续保持卧位 18~24 小时，并及时观察患者状态。

（2）适应证：主要适用于颈、腰膨大部以外的脊神经分布区的癌痛。

（3）镇痛效果：镇痛有效期为 1~3 个月，有的数日后疼痛复发。硬膜外间隙置管法可重复注药，以增强其效果。

（4）并发症：主要有暂时性下肢麻痹、体位性头晕、大小便障碍等，一般均能恢复。

（5）应用注意事项：注入酚甘油后，有一过性镇痛平面过宽现象，一般 1~2小时后疼痛消失平面缩小到 2~3 个脊髓节段。此时应注意维持血压、呼吸的平稳，尤其是年老体衰者。大多在 6 小时以内出现明显的镇痛效果，个别患者需 12 小时以上才达峰镇痛作用。注药后 1~3 天内可能出现腐蚀性脊神经痛，可给予镇痛药物进行治疗。镇痛效果不明显者，应在 1 周后重复阻滞。

酚甘油黏稠，很难经硬膜外导管注射，酚盐水溶液则较易。采用连续法或多点穿刺注射 6%酚盐水溶液，每次 1~5 mL。此种溶液的镇痛作用起效较快，1~2分钟发挥作用。注射酚后 2~3 天应每日测定平面，必要时追加。2~3 周内效果比较满意，逐渐恢复后再重复注射。

3. 硬膜外间隙乙醇阻滞法

硬膜外间隙穿刺后先注射 1%利多卡因 3~5 mL，间隔 5 分钟后再注射无水乙醇 5 mL，观察处理方法与硬膜外间隙酚甘油阻滞法大致相同，其效果有时不确定，必要时间隔一定时间可重复注射。无水乙醇的流向难以控制，易发生阻滞区域不在计划区内的情况，临床少用。

（六）腹腔神经丛乙醇阻滞

1. 解剖与生理

腹腔神经丛也称太阳丛，是人体最大的自主神经丛，位于 T_{12} 和 L_1 椎体前方和腹膜后的结缔组织内，在横膈与肾动脉之间并围绕腹主动脉的前面及其两侧。该丛的纤维互相连结成致密的网，丛内有一对较大的半月形腹腔神经节，包括主动脉肾神经节及肠系膜上神经节。腹腔神经丛接受来自内脏的大、小神经，即下胸和上腰段椎旁交感神经节的节前纤维，以及迷走神经纤维的加入。由此再向周围发出许多分支，形如太阳的光芒，这些神经分支又经许多小的副丛，如膈丛，肾上腺丛，肾丛，精索或卵巢丛，上、下胃丛，肝丛，脾丛及肠系膜丛等，其和大部分腹腔器官相联系。腹腔神经丛内含交感神经和副交感神经两种纤维，分布于许多重要的器官，并参与调节其各种复杂的功能。

2. 适应证

腹腔内恶性肿瘤引起的疼痛，用其他方法治疗效果不佳时，应考虑采用腹腔神经丛阻滞。研究发现，使用此阻滞最多、效果最好的是胰腺癌疼痛。但是，与内脏神经传入纤维无关的疼痛，如食管、胸壁、腹壁、腹膜、肠系膜根部、子宫颈部、膀胱等处病变产生的疼痛，采用本阻滞效果不佳或无效。有报道指出，腹腔神经丛阻滞对结肠和直肠癌疼痛有效。研究人员指出，凡是 $T_5 \sim T_{10}$ 节段硬膜外间隙阻滞可消失的疼痛，均可采用腹腔神经丛阻滞。由于硬膜外间隙阻滞对躯体神经传导的疼痛有效，所以注入局部麻醉药后的镇痛效果对于决定是否使用腹腔神经丛阻滞显得十分重要。硬膜外间隙注入局部麻醉药后，腹部产生温暖感且疼痛消失，是本法的最佳适应证。

只要适应证选择合适，本阻滞方法的有效率非常高，在腹痛消失时并无严重不良反应，并发症的发生率也低。此外，使用本阻滞镇痛无效的病例，改用硬膜外间隙注射局部麻醉药及吗啡也同样无效。随着放射影像设备的发展，腹腔神经丛阻滞的适应证已经放宽。

采用该阻滞方法时，56%~85%的上腹部癌痛患者可达到疼痛缓解，持续 1 个月至 1 年，而经主动脉穿刺者效果更为佳。如果不是主动脉旁已有广泛癌转移，使神经破坏药在主动脉前扩散的操作技术应予推荐。

此种阻滞适合于上腹部内脏癌痛、慢性胰腺炎原因不明的内脏神经痛。乙醇的镇痛效果好且效果持久。对高龄、衰弱与晚期患者，神经破坏药的镇痛效果优于外科手术。与腰交感神经阻滞并用，可治疗腹腔或下肢因血管疾病引起的缺血性疼痛、幻肢痛与灼痛。

3. 操作技术

腹腔神经丛阻滞有三种径路，即后入路、前入路与开腹后在直视下注药。为减少神经破坏药向后扩散至腰丛导致截瘫，经主动脉穿刺法具有一定的优点，在 L_1 椎体中点平面，于其左侧穿刺，通过主动脉后进入腹腔神经丛，注药后向前扩散。

（1）后方入路阻滞法：操作前应做好充分的准备工作，有条件者应做 CT 照片讨论，因为腹腔神经丛与周围脏器之间的关系可随体位或因腹腔内肿瘤而变动。根据 CT 照片可以确定阻滞时的体位及穿刺途径，应力求穿刺针的前端刺到主动脉后缘的过程中不损伤周围的组织。经此照片不仅可测出穿刺点、穿刺角度和穿刺深度，而且可确定穿刺针在椎体投影的位置。原有的疼痛得到缓解是判断阻滞效果的重要指标，所以在实施阻滞前2~3小时以内应尽可能不做任何镇痛处理。阻滞前6~8小时禁食，建立静脉通路，适当补充液体，以防止低血压。手术前监测血压、心电图，并准备好升压药物及吸氧设备。

在穿刺操作中，患者可取健侧卧位，腰背后弓；也可取俯卧位（肘膝位），腹部垫枕。消毒前，根据CT片的数值或体表标志在皮肤上作出穿刺点的标记。穿刺点选在第12肋下缘，背正中线外侧4~5 cm。采用长14 cm的23号穿刺针，与皮肤大约成60°向内斜刺，先找到第1腰椎横突。然后将穿刺针拔至皮下，使其针尖稍向外、向上方10°~15°重新刺入，紧靠第1腰椎横突上缘滑过，直达第1腰椎体的侧面。继之将穿刺针的针尖斜面转向朝内进针，使针尖沿椎骨面向前滑行，直到沿骨面的滑动感消失。如果阻力太大，可将穿刺针退回少许，并使穿刺针的针尖略向外倾斜再重新推入，即到达腹腔神经丛附近。

在穿刺成功后，经回抽试验无血，先注入局部麻醉药，腹腔神经丛阻滞成功的标志是腹部温热感、“轻松感”，疼痛消失，肠蠕动亢进和血压下降。如果注射局部麻醉药时阻力较大，说明针尖仍在腰肌或膈肌脚内，可再推进少许到达腹膜后间隙内。

在确认局部麻醉药出现明显的阻滞效果且无不良反应后，再注射乙醇行神经破坏性阻滞。注入乙醇的量与浓度依所用局部麻醉药的量来决定。例如，局部麻醉药用量在20 mL以下即出现阻滞效果者，需用纯乙醇10~20 mL；56%~85%如局部麻醉药用量为20~40 mL，则需应用50%~75%乙醇20~40 mL。两侧的操作方法基本相同。

治疗胰腺癌等腹部顽固性疼痛时，注射局部麻醉药的作用时间短，反复穿刺有痛苦，发生并发症的危险也较大，应采用乙醇注射阻滞腹腔神经丛。由于乙醇亦可损伤周围组织，故穿刺操作应在X线引导下进行，在侧面X线透视下进针，穿刺过程中采用局部麻醉药浸润各层组织。从穿刺点开始按CT照片确定的角度穿刺，此时穿刺针前端的斜面应对准外侧。在侧面透视下，先刺向第1腰椎体中央部，继而向前缘部进针。穿刺针的针尖到达椎体侧面时，暂停进针，将针尖斜面转向内侧（对准椎体），沿椎体滑向椎体腹侧。当穿刺针的前端位于椎体前缘附近，距腹主动脉后壁缘大约1 cm。连接内有生理盐水的注射器，判断注入阻力的大小，继续进针，动作应轻缓，当穿刺针的针尖抵达腹主动脉壁时，可感到穿刺阻力降低及注射盐水阻力突然降低。有时通过穿刺针可感到腹主动脉的搏动，表明未刺入主动脉。拔除注射器，并测量进针深度。换上内有造影剂的注射器，回抽试验无血后注入造影剂，于侧面透视下观察有无造影剂进入血管或脏器内扩散的阴影。在腹膜后间隙内造影剂的扩散阴影呈头尾方向的条索样阴影。

出现较满意的造影剂扩散阴影后，可注入1%普鲁卡因3~5 mL。数分钟后，如果阻滞效果良好，患者可能会血压下降，腹部出现温暖感，肠蠕动增强，原有的腹部疼痛减轻。虽然有些患者阻滞效果良好，但仅表现为血压下降。血压下降是评价腹腔神经丛阻滞效果的主要指标。如果试验性阻滞后患者的血压变化不明显，可再注入1%普鲁卡因5 mL。如果注入15 mL局部麻醉药后血压下降仍不明显，表明阻滞无效。应再次移动穿刺针针尖的位置并再次行造影，直至获得满意的造影阴影和阻滞效果。阻滞无效的主要原因是局部麻醉药被误注入横膈内。

对造影和阻滞效果均满意的病例，每侧可注入50%~100%乙醇10~20 mL。然后拔除穿刺针。阻滞后患者应安静卧床12~24小时，监测血压、脉搏，并给予全身麻醉后护理。

（2）经椎间盘腹腔神经丛阻滞法：癌症疼痛患者，横隔背部区域的CT扫描显像不明显，以至于根据椎体与周围脏器的关系、椎体旁侧穿刺无法进行时，可考虑经L_1、L_2椎间盘穿刺，试图从椎体的腹侧进入，进而阻滞腹腔神经丛。

操作方法：患者的体位同后方入路阻滞法。此操作应在X线透视下进行。穿刺点选在L_1、L_2椎体间隙水平，正中线外侧3~4 cm处。选用长12~14 cm的21或22号穿刺针。在X线透视引导下，先将穿刺针刺入椎间盘，然后向椎间盘前缘推进，到达椎间盘前缘时（不应超过椎间盘前缘），将内装有生理盐水的注射器与穿刺针连接（防止椎间盘炎，生理盐水内应混有抗生素）。边进针边推注射器，检验注入阻力。

注入阻力消失时，注入少量造影剂，大多可见造影剂沿椎体前缘头尾方向扩散的阴影。如果没有得到椎体腹侧造影剂扩展的阴影，为确定这一特殊的阻力消失感，再向腹侧进针，进针过程中要反复推注生理盐水，直至再次出现阻力消失感。此时注入造影剂，可以得到理想的造影剂扩散影像。注入局部麻醉药进行试验性阻滞，效果满意后即可注射神经破坏性阻滞药物。

（3）前方入路穿刺法：无法进行背侧入路穿刺的病例，可在开腹手术时从腹侧向腹腔神经丛穿刺，实现阻滞的目的。

操作方法：开腹后，由外科医师按压肝左叶上方，切开小网膜。在此处插入左手食指。于胃左动脉从腹主动脉起始处水平沿腹主动脉右缘向前触到腰椎体。一般不易分辨第12胸椎椎体和第1腰椎椎体，但不影响阻滞效果。

如果因腹腔内癌肿及淋巴结浸润等解剖学改变而无法触到椎体时，可经X线透视确认。如仍不能确认时，可考虑进行CT扫描检查。

将长 14 cm 的 22 号穿刺针连接注射器，沿左手食指穿刺到椎体前方。当穿刺针的针尖触及骨面时可有明显的抵抗感。如有穿入感，则表明刺入了椎间盘，应后退穿刺针沿头尾方向移动针尖的位置，直至刺中椎体前缘的骨质。回抽无血后，缓慢注入局部麻醉药作试验性阻滞。如果注药阻力大，则注入前纵韧带的可能性大，可略进针后再注药。如果注入局部麻醉药后出现血压下降，即为阻滞有效的标志，可按需注入乙醇。乙醇的浓度和量应根据患者的疼痛范围和体质等确定。有条件时，可将造影剂与局部麻醉药混合注入，在获得满意的造影剂扩散阴影和血压下降两项根据后，再注入乙醇。

4. 不良反应及并发症

（1）阻滞过程中的不良反应及并发症：①低血压：注入局部麻醉药后即可出现血压下降，注入乙醇后更明显。一般在注药后 15~20 分钟血压下降最明显。如果出现休克水平的低血压，应及时给予补液和升压药物进行治疗。②呼吸抑制：注入乙醇后出现动脉血氧分压下降的患者，应注意呼吸的变化，必要时吸氧。有条件者可监测通气功能和血氧饱和度。③醉酒（一过性急性乙醇中毒症状）：主要发生在无饮酒经验或饮酒量少的患者。注入乙醇后，脉搏加快，面色潮红，有时出冷汗，出现呼吸急促、恶心、呕吐等症状。严重者出现急性乙醇中毒症状。④刺破血管引起出血：经穿刺针有血液回流时，可能已穿破腹主动脉或肾动、静脉，在操作中应注意加以避免。除了有出血倾向或手术前已服用抗凝药物者，采用 23 号穿刺针一般不会引起严重出血。⑤刺伤内脏：根据解剖学位置，易刺伤肾脏。⑥注入乙醇时疼痛：注入乙醇时，腰背部轻度烧灼感，也可仅伴有不愉快感而无疼痛。有的患者在注入乙醇时可出现肩和上肢的放射性痛，考虑穿刺针此时位于横膈内，应立刻停止注射。左侧穿刺也有刺入胸腔的危险，乙醇浸润胸壁可引起胸、背部疼痛。⑦局部麻醉药毒性反应：表现为肢体颤动，严重者出现抽搐。大多见于大剂量局部麻醉药阻滞时，恶病质及低蛋白血症患者易于发生局部麻醉药毒性反应。⑧下肢温暖感：可见于药液阻滞了腰交感神经节时。

（2）阻滞后的不良反应和并发症：①腹部症状：腹腔神经丛被阻滞后可出现腹泻、腹痛和腹胀，可持续数日。系肠蠕动增强所致，可自行消失。腹痛是一过性，不应认为是阻滞无效。②安静时低血压：有的患者在腹腔神经丛被阻滞后可持续存在低血压，需补液并给予升压药物。除了阻滞后血管扩张外，还应注意排除出血的可能性。CT 扫描可帮助诊断腹膜后血肿。安静时低血压通常在 24 小时内恢复正常，罕有超过 1 周者。如果血压较长时间不恢复，要检查血糖，以排除患者存在低血糖的可能。③起立性低血压：安静时低血压恢复正常后，当患者坐起、起立等体位变化时仍有可能发生低血压。常在阻滞后 2~3 天内，有的持续1周以上恢复正常。必要时可口服升压药物。在接受腹腔神经丛阻滞后的1年内，因各种原因接受全身麻醉、蛛网膜下腔阻滞或硬膜外间隙阻滞时，必须警惕严重低血压的发生。④胸痛、气胸：如果膈肌根部的胸腔受乙醇浸润，可引起胸痛和气胸。⑤其他神经被阻滞：因乙醇扩散阻滞了其他神经，可引起相应的症状。躯体神经阻滞可引起腹痛伴感觉障碍。腰交感神经节阻滞时，可出现下肢温暖感。亦有发生硬膜外间隙和蛛网膜下腔阻滞的病例报道。因此，应在X线透视观察下进行穿刺操作。造影剂扩散的影像和局部麻醉药试验性阻滞的效果对于预防不良反应非常重要。⑥其他并发症：据文献报道，在腹腔神经丛阻滞后可发生排尿困难、性功能障碍或急性胃扩张。⑦ 截瘫：这是腹腔神经丛乙醇阻滞最严重的并发症，但发生率极低，在各国作者报道的大约600例腹腔神经丛阻滞患者中，仅有4例发生了截瘫。最可能的原因是乙醇损害了腰部脊髓供血的动脉。

在进行腹腔神经丛阻滞时，严重并发症的发生率非常低。但在治疗前必须严格查验患者的生命体征，阻滞中和阻滞后密切观察。治疗医师应该掌握腹主动脉、肾脏和其他腹部器官之间的正常解剖关系，并具有实施腹腔神经丛阻滞操作的经验。

（七）颈交感神经节阻滞术

1. 概述

颈交感神经节阻滞术亦称星状神经节阻滞术，自1920年开始推广星状神经节阻滞疗法后，其很快成为一种用途广泛的治疗方法。近年来，对星状神经节阻滞作用机理的研究表明，星状神经节阻滞的作用涉及自主神经系统、内分泌系统和免疫系统，对上述系统的功能具有调节作用。该阻滞方法有助于维持机体内环境的稳定，可使许多自主神经失调性疾病得到纠正。星状神经节阻滞的作用主要有中枢作用和周围作用两方面，其中枢作用是通过调理下丘脑维护内环境稳定而使机体的自主神经功能、内分泌功能和免疫功能保持正常；其周围作用是由于阻滞部位的节前和节后纤维的功能受到抑制，分布区内的交感神经纤维支配的心血管运动、腺体分泌、肌肉紧张、支气管收缩及痛觉传导也受到抑制，此周围作用一直被用来治疗头颈部、上肢、肩部、心脏和肺部的一些疾病和疼痛。

2. 解剖与生理

颈部交感神经节位于颈血管鞘的后方，颈椎横突的前方。一般每侧有三个交感神经节，分别称为颈上神经节、颈中神经节和颈下神经节。颈下神经节也称作星状神经节或颈胸节，其形状不规则，大于颈中神经节，位于第7颈椎横突基部和第1肋骨颈之间的前方，椎动脉的后方，斜角肌群的内侧，肺尖在其下方。

星状神经节呈卵圆形，长约 2 cm，宽约 1 cm。星状神经节下界位于胸膜后方，被疏松的蜂窝组织及脂肪组织所包裹。另外，星状神经节发出的灰交通支连接第 8 颈神经和第 1 胸神经，还发出分支围绕锁骨下动脉及其分支组成神经丛，并随该动脉到达腋动脉第 1 段。该节的另一些分支分别围绕椎动脉组成椎动脉丛，沿椎动脉上行，进入颅腔，围绕椎动脉及基底动脉，直到大脑后动脉，在此与起自颈内动脉的神经丛相会合。星状神经节发出的心下神经沿锁骨下动脉后方，气管的前方下降，加入心丛而参与支配心脏的活动。

3. 适应证

星状神经节阻滞的适应证很广泛，但是破坏性星状神经节阻滞仅用于癌痛和上肢反射性交感神经萎缩症、上肢幻肢痛、血液循环障碍性疾病（如雷诺病、急性动脉闭塞症等上肢血管痉挛性疾病）、重症心绞痛。

4. 操作方法

（1）前侧入路穿刺法（气管旁接近法）：患者取仰卧位，常规皮肤消毒，操作者位于左侧，先用左手的食指和中指将颈总动脉和胸锁乳突肌推向外侧。在食管旁和胸锁乳突肌前缘胸锁关节上方约两横指（环状软骨平面相当于第 6 颈椎横突）处用 7 号穿刺针与皮肤垂直进针。一般的患者用食指尖即可触及第 7 颈椎横突，引导进针。穿刺进针 2~3 cm 即可触到骨质，表明穿刺针的针尖已到达第 7 颈椎横突的前外侧。退针少许（0. 2~0. 4 mm），回抽试验无血后即可注入局部麻醉药液。应注意，穿刺针触及星状神经节时患者并无异感，故穿刺操作中不要寻找异感。阻滞成功的标志为注药侧出现霍纳综合征，表现为患者瞳孔缩小、眼睑下垂、眼球下陷、鼻塞、眼结膜充血、面微红、无汗、温暖感。患者常可感觉到上肢发热和疼痛明显减轻。

注入的药物浓度和剂量应视治疗需要而定。一般可注入无水乙醇 0. 5~2 mL。对于穿刺操作较困难的病例，可在 X 线引导下进行穿刺，经造影确认后再注入无水乙醇。

（2）高位侧入穿刺法：患者取仰卧位，头部转向对侧，皮肤常规消毒。操作者位于左侧，穿刺点取在胸锁乳突肌后缘与颈外静脉交叉处，相当于环状软骨或第 6 颈椎横突水平处。将 7 号穿刺针与皮肤垂直进针，使穿刺针的针尖触及第 6 颈椎的横突，然后将穿刺针退出少许，针尾再向头端成 45°倾斜，针尖在第 6 颈椎横突前侧通过，向着第 7 颈椎横突方向刺进大约 1 cm，回抽试验无血及脑脊液，可注入局部麻醉药进行试验性阻滞，确认阻滞成功后可注入无水乙醇 0. 5~2 mL。

5. 并发症

星状神经节阻滞的并发症包括：与局部麻醉药有关的并发症和与操作技术有关的并发症。

（1）与局部麻醉药有关的并发症：局部麻醉药被误注入血管内可出现毒性反应；少数患者对局部麻醉药可发生敏感反应；还有在局部麻醉药中加入糖皮质激素或其他药物，多次注射后可引起星状神经节损伤的情况，有待于进一步研究和评价。

（2）与操作技术有关的并发症：穿刺针损伤颈部血管可引起局部血肿，如果在回抽试验时有回血，应拔除穿刺针并压迫止血。穿刺针进入蛛网膜下腔甚至注入药物是一种极其严重的并发症。穿刺角度不当或穿刺部位过低可导致气胸或血气胸。无菌操作不严格可引起感染造成深部脓肿。

对于应用乙醇进行永久性星状神经节阻滞治疗顽固性上肢血管痉挛性疾病的患者，要严格选择适应证，并向患者及家属详细说明可能发生的并发症，在征得同意后才可实施。在实施乙醇星状神经节阻滞时，可使用低浓度的乙醇和普鲁卡因溶液，乙醇浓度可从50%开始，剂量从0.3 mL开始，并反复观察，一旦出现阻滞效果即停止增加乙醇的浓度和剂量。在阻滞前后，反复观察患侧手指充血时间的变化，当手指充血时间缩短，表明产生了阻滞效果，不必再注入乙醇。

6. 注意事项

有出血倾向的患者应慎用星状神经节阻滞。阻滞后应观察30分钟，无不良反应后患者方可离院。注意不要同时阻滞双侧星状神经节，以防发生心肺意外。治疗颈、胸、腹部肿瘤特别是伴有骨转移者，或者有交感神经持续性疼痛者，应尽可能在X线透视下进行。

（八）胸椎旁交感神经节阻滞术

星状神经节破坏性阻滞的并发症较多，故其应用受限。胸部交感神经阻滞若能避免刺破胸膜，危险性较小。将神经破坏药物与造影剂混合后注入，有助于减少使用剂量。

1. 解剖与生理

胸部交感神经干位于肋骨小头的前方，有10~12对胸交感神经节，节上的分支如下：

（1）由白交通支连接肋间神经。

（2）从上5节发出小分支到胸主动脉、食管、气管和支气管，并加入心丛和肺丛。

（3）内脏大神经起自第5或第6~9或第10胸节，是穿过椎旁节的节前纤维，向下合成为干，沿椎体表面倾斜下降穿过膈脚，终止于腹腔主动脉根部的腹腔节，但是有一部分可终止于主动脉肾节和肾上腺髓质。

（4）内脏小神经起自第 10~11 或第 12 胸节，是节前纤维，穿膈脚后终止于主动脉肾节。

（5）内脏最小神经，起自最后胸节，与交感干一起进入腹腔，终止于主动脉肾节。

2. 操作方法

患者取健侧卧位，屈颈弓背。在头下和腋下部可加枕，尽可能使之舒适。可在下肢静脉输液，测量脉搏和血压。常规消毒皮肤。穿刺点选在脊椎正中线旁开 3.5 cm 的棘突间隙。采用带有小皮块长 8~10 cm的 22 号穿刺针，与皮肤垂直进针，到达横突后使针尖向内侧偏斜，紧靠横突上缘缓慢进针，利用小皮块标记进针的深度，从横突表面再刺入大约 4 cm，遇有骨质阻力，表明已到达胸椎椎体的侧面，穿刺针的针尖位于交感神经节附近，回抽试验无血和无气后，可注入 2%普鲁卡因 3~5 mL。如果数分钟后原有上肢疼痛或胸痛缓解，表明部位准确，可再次注入 1%利多卡因 10 mL，并测量穿刺针与皮肤之间的角度，记录在病历，以便下次阻滞。如果注入试验剂量局部麻醉药后无治疗反应，表明穿刺针的针尖过于向内侧偏斜，可将穿刺针退至皮下，使角度向外偏斜少许后再刺入到胸椎体侧面，再次注入试验剂量的局部麻醉药。如此反复，直到取得满意的阻滞效果。应注意不可使穿刺方向过分向外侧偏斜，以免伤及胸膜。

如果在 X 线透视引导下进行此项操作，则可顺利穿刺到胸椎椎体的侧面，注入造影剂，如造影剂呈条索状扩散，表明穿刺部位正确，经注入试验剂量局部麻醉药验证后，可注入 1%利多卡因 10 mL。对于某些因胸内肿瘤侵犯胸交感神经而剧烈疼痛的患者，可注入 95%或无水乙醇 1~2 mL，以达到长时间的阻滞效果。

3. 适应证

胸部肿瘤引起的疼痛常需与胸神经阻滞同时使用。上肢顽固性疼痛或缺血性疾病，心绞痛及动脉瘤引起的胸痛，伴有内脏症状的肋间神经痛。

4. 并发症

气胸、血胸、局部血肿、药物误入蛛网膜下腔等均是可能发生的并发症，主要因操作不熟练引起。采用乙醇阻滞者，少数可遗留有乙醇性神经炎，表现为剧烈的肋间神经痛，可行椎间孔处神经阻滞治疗。

（九）腰椎旁交感神经节阻滞术

1. 解剖与生理

腰交感神经干由 4~5 对腰交感神经节组成，位于腰椎椎体的前外侧，腰大肌的内侧缘。右侧被下腔静脉所掩盖，左侧与腹主动脉的外侧缘相毗邻。腰交感神经节的数目和位置多有变异，但位于第二和第四腰椎水平的两个节比较恒定，其中上一个节部分被腰肋内侧弓遮盖，下一个节多位于髂总动脉之后，可作为临床寻找的标志。

左、右腰交感干之间以横的交通支相连。节上的分支主要有：①灰白交通支。见于腰1~3节。②腰内脏神经。为起自腰段侧角的节前纤维，穿过腰节后主要终止于腹主动脉丛和肠系膜丛等，并在这些神经丛的神经节内交换神经元，其节后纤维分布到结肠左曲以下的消化道及盆腔器官，并有纤维伴随血管分布至下肢。当下肢血管痉挛时，阻滞或切断腰交感神经节可以缓解。

2. 适应证

盆腔及下肢肿瘤疼痛、血栓闭塞性脉管炎、下肢雷诺病、顽固性下肢缺血性溃疡、下肢多汗症、灼性神经病、断肢痛、幻肢痛、损伤性神经炎、外伤及手术后肿胀及疼痛、冻伤、冻疮、伯格病、红斑性肢痛、肢端发绀、网状青斑症、无脉症、静脉血栓形成、血栓性静脉炎等。

3. 操作方法

体位及消毒同胸椎旁交感神经节阻滞。对于下肢血液循环功能有障碍的患者，应监测双下肢皮温。患者腰背后弓，双下肢屈曲。穿刺点可选在 L_2 或 L_3 椎体棘突上缘外侧，距中线 3.5~4 cm 处。在对穿刺点的皮肤实施局部麻醉后，采用长 12 cm 的 22 号穿刺针与皮肤矢状面成 45°，向内侧缓慢进针 3~4 cm到达横突，用套在针体上的小皮块标记后，越过横突上缘再进针 2~2.5 cm，可刺到腰椎体侧面，退针 2~3 mm，并将针头斜面对准椎体的侧面，针尖略偏向外侧少许，再次进针，滑过椎体，抽吸试验无血及脑脊液，可注入试验剂量的局部麻醉药。如果阻滞位置适当，患者下肢皮温会逐渐升高、肤色由苍白逐渐转为潮红。数分钟后可先向穿刺针内注入约 0.1 mL 空气，以防止局部麻醉药将乙醇稀释，再注入 1%利多卡因 10 mL 或 95%无水乙醇 1~2 mL。然后拔除穿刺针。注射乙醇的病例，拔针前应再注入少量空气排空穿刺针，以防拔针过程中乙醇流入组织遗留疼痛。X 线透视下穿刺更容易成功。

4. 并发症

操作不慎可引起腰神经损伤、蛛网膜下腔阻滞及局部血肿。

（十）三叉神经破坏性阻滞术

三叉神经及其分支的破坏性阻滞对控制三叉神经痛十分有效，下颌神经与上颌神经阻滞常用于治疗其分布区的癌痛。除酚甘油、乙醇外，单纯甘油亦有较好效果。半月神经节注射乙醇的方法曾被广泛应用，近年来亦有注射多柔比星、丝裂霉素等方法，在阻滞神经镇痛的同时也破坏局部的肿瘤组织。注射神经破坏药前应先注射局部麻醉药 2 mL，以判定感觉丧失的范围。三叉神经节注射乙醇的效果优良者大约占 70%，其余 30% 为差或无效，有效期达数周至 1 年以上。注射甘油的疼痛缓解率为 86%，与乙醇相比较，不良反应少。上颌神经与下颌神经阻滞的优良率大约为 80%，有效期达数周至 1 年。肿瘤扩展、转移或其他神经受累则效果受影响。面部癌痛施行神经阻滞前应先做 CT 检查排除颅底侵犯，若颅底受累则效果不理想。

（十一）垂体破坏性阻滞术

1. 概述

垂体破坏性阻滞法是在乳腺癌行脑垂体摘除术后，无论肿瘤是否消失均能使疼痛消除这一事实的启发下提出的。虽然此法的镇痛机理尚未明了，但已被各国疼痛治疗医师所采用。很多研究认为是乙醇激活了垂体的疼痛抑制系统，从而达到了镇痛效果。垂体破坏术也称脑下垂体神经腺体溶解术或化学性垂体切除术，主要用于癌广泛转移与扩散的疼痛，对乳腺癌与前列腺癌患者的镇痛效果尤其好。经鼻腔穿刺进针，在 X 线引导下，注射纯乙醇 1~2 mL，起效迅速而完全。

2. 适应证

垂体阻滞术适用于癌症疼痛，特别是采用其他方法不能解除疼痛的患者。但在选用垂体阻滞术时应注意以下特点：①与外科手术相比较，因为侵袭少，短时间内就能实施，故晚期癌症患者也适用。②对包括头痛在内的全身各部位疼痛均有效。③用于激素依赖性癌比非激素依赖性癌的有效镇痛率高，镇痛持续时间也长。④骨转移癌性疼痛者效果好，癌症向软组织扩展，出现局部水肿者镇痛效果不佳。⑤同时需要进行适当的内分泌补偿疗法。⑥疼痛复发时可再次进行此阻滞，而且仍然有效。⑦有鼻腔、脊髓、蝶鞍内浸润者均不能实施此阻滞法。⑧对于激素依赖性肿瘤，此阻滞有时可使其消退。

3. 禁忌证

（1）临终前的患者，近期内可能死亡者。

（2）鼻腔、蝶窦内有感染者：阻滞前应仔细检查并拍摄头颅片，以明确诊断。

（3）蝶窦出血者。

4. 不良反应和并发症

垂体阻滞后即出现一过性头痛、食欲亢进、兴奋等症状，大约半数患者出现尿崩症状，一般持续大约 2 周后消失。上述额叶功能不全的症状是垂体阻滞难以避免的不良反应，由此出现的症状可经手术前给予氢化可的松并在手术后长期投予生理维持量而避免。手术后使用吲哚美辛栓剂，限制饮水，使尿量减少，可控制尿崩症。

垂体阻滞的并发症之一是继发感染。由于晚期癌症患者体质较差，阻滞前后又应用糖皮质激素，一旦操作中带入细菌极易发生感染。故应严格无菌操作，操作者应按外科手术要求穿戴手术衣和手套。患者面部及鼻腔内各处应用氯己定或苯扎溴铵认真进行消毒。

垂体阻滞合并眼外肌麻痹者，大多在数日后好转。这是由于穿刺针损伤动眼神经所致。在正中线穿刺可防止穿刺针引起的机械损伤。视交叉部受乙醇浸润而发生的视野不全约占7.6%，一旦发生则难以治愈。

5. 垂体阻滞术的镇痛效果

垂体阻滞施行后即可显效。由于接受这一治疗方法的患者大多为剧烈癌痛并经多种镇痛方法治疗效果不理想，相比之下可以说垂体阻滞术的镇痛效果确属良好。武田文和曾对130例癌痛患者实施垂体阻滞术，其中因疼痛复发需施行第二次阻滞者为34例，三次阻滞者为3例。追踪1年，存活者中的72%~79%维持了镇痛效果。这130例中，105例（80%）疼痛消失，14例（11%）疼痛减轻。11例（9%）无效。其中激素依赖性癌的疼痛消失率为94%~95%，非激素依赖性癌的疼痛消失率为57%~70%。前者的无效率为3.6%，后者的为12%。

Moricca从1963年开始对2 000例患者进行了8 000次以上的垂体乙醇阻滞术，镇痛有效率为96%，可惜没有远期的随访结果。与经颅手术切除术及经鼻冷探针术相比，有效率相似，为60%~90%。立体定向与多穿刺针技术可使其治疗的准确性提高。必要时可重复注射，以延长其持续时间。与其他神经破坏性治疗方法相比，其缺点是操作技术复杂、危险性较大、并发症严重、死亡率较高，我国开展得不多。

（十二）蛛网膜下腔应用麻醉性镇痛药

在蛛网膜下腔注入麻醉性镇痛药，药物可直接进入脑脊液对神经系统发挥作用，较小剂量的麻醉性镇痛药物即可获得长时间的镇痛效果。一般选择L_3、L_4或L_4、L_5椎间隙穿刺置管。有三种留置注药导管的方法，这三种方法都是利用经皮肤穿刺将导管留置于蛛网膜下腔。

（1）经皮将一细给药导管放置于蛛网膜下腔内，另一端在皮肤外。此方法的缺点是给药导管固定不好，易随体位的变动而脱落。另外，皮肤的穿刺针眼距离蛛网膜下腔较近，一旦发生感染，易蔓延至蛛网膜下腔，故此方法不宜长时间使用。

（2）在皮下打一通道，将给药导管在体侧引出皮肤与外界相连，通过皮下通道的方式可以减少感染的发生。

（3）将给药导管及注药池均埋置于皮下。为了能长期使用，通过皮下通道的方式可减少感染的发生。

此法的缺点是一旦发生感染，后果严重。因而目前在临床尚未广泛开展。

（十三）硬膜外间隙连续应用麻醉性镇痛药控制癌痛

近年来，应用硬膜外导管经 PCA 泵或缓释泵向硬膜外间隙持续注入吗啡、芬太尼、曲马多等药物控制癌痛取得了满意的长期镇痛效果。与蛛网膜下腔阻滞相同，腔有三种留置给药导管注药的方法，这三种方法都是利用经皮肤穿刺将给药导管埋置于硬膜外间隙。在皮下打一通道，将给药导管在体侧引出皮肤与外界相连，通过皮下通道的方式可以减少感染的发生；将硬膜外导管的外端与肝素帽连接，既便于分次给药，又避免感染。另外，患者和家属亦可很快学会自己给药，患者也可以带给药导管活动。

此法的缺点是给药导管难以长期保留，虽然有的疼痛治疗医师已报道将给药导管保留了两个月以上，但这是在精心负责地由专科治疗医生努力实现的，难以推广普及。长期保留硬膜外导管的患者如不住院，每日注射药物，一旦发生感染，后果严重，而长期住院又难以被患者接受。

十、癌痛的心理治疗

（一）心理治疗对癌痛患者的作用

对癌痛患者给予良好的心理治疗可以发挥以下作用。

1. 改善不良情绪

许多研究考察了心理治疗对改善患者不良情绪的作用，其中绝大部分都证明心理治疗对改善患者的不良情绪具有明显作用。

2. 增加积极应对反应

一些研究发现，对癌症相关问题的应激反应与患者具有的应对策略有关，不同的应对策略又与患者的心理社会适应有关，比如利用社会支持的应对策略可以降低情感困惑，而逃避及回避应对策略导致情绪困惑增加。

3. 促使日常活动丰富多彩

患病之后患者的日常活动会发生很大改变。癌症患者由于缺乏精力，由于他们的许多时间用于治疗，因脱离工作岗位而感到社会孤独，其结果使得他们将注意力更多地转向自身，更多地去体验心身症状。心理行为干预可帮助患者改变这些不合适的日常生活方式。

4. 积极寻求社会支持

实际上，在正常生活中强大的社会支持系统特别有利于人们事业的发展和保持心理健康，尤其是来自家庭成员的情感支持和必要的物质支持。心理治疗能够帮助患者正确地认识到社会支持的作用，并主动地寻求各种社会支持，营造良好的社会环境，较多地表达情感，共同讨论解决问题的方法。

5. 改善自我认知

在癌症患者患病后，由于社会角色及社会作用都发生了变化，加上各种治疗带来的躯体形象变化，对患者的自尊感即自我概念可产生严重影响。研究证明，对癌痛患者的个别咨询或集体咨询能够改善和增强他们的自尊感和完善自我概念。

6. 改善性功能

对于乳腺癌患者、妇科恶性肿瘤患者及良性生殖器肿瘤患者来说，性功能障碍的发生率相当高，并常常与自尊、情绪困惑等联系在一起。从心理角度来讲，从事性活动这种人体特殊的本能活动可较大地影响患者的心理感受，一次成功的性生活会让患者得到心理上的慰藉。研究发现，心理治疗能帮助患者科学地理解性生活，纠正此方面的误区，并授之以恰当的方法。

7. 增进食欲

肿瘤患者由于受种种因素的影响，饮食往往成为影响其康复的重要障碍。例如，消化道肿瘤患者在手术前受症状的影响不能正常进食，手术后受自我认知的影响不能正常进食；接受化学治疗的患者，由于受药物不良反应的影响不能正常进食；疼痛较重的患者由于疼痛而无法进食。在治疗中，除了采取针对性措施如镇吐、助消化、镇痛等措施外，良好的心理治疗是改善患者进食情况的基本措施。首先要消除患者的紧张不良心理状态。研究证实，在紧张状态下任何生物体消化液的分泌均会显著减少，食欲也同时处于抑制状态。

8. 提高机体免疫力

研究证明，心理治疗能改善肿瘤患者的免疫功能，比如放松想象训练可使乳腺癌患者有分裂原反应，NK 细胞活性、IL-2 红细胞玫瑰花结测定以及血清 IgG 和 IgM 水平增加或提高。另外，美国癌症协会认为，大约有 10%的癌症患者出现了戏剧性的自愈现象，之所以出现自愈主要是心理神经免疫的作用。

9. 减轻疼痛和治疗的不良反应

疼痛是心身综合反应的结果，疼痛体验与患者的心理社会因素有一定的关系，而癌症治疗引发的恶心、呕吐等不良反应也与患者的心理状况有关系，良好的心理治疗技术如放松想象训练、催眠治疗、音乐治疗、生物反馈等能够不同程度地缓解患者的疼痛，如能和正规的疼痛治疗同时进行效果会更好。实际上，如果不同时进行心理治疗，有的疼痛治疗是很难完成的。

10. 延长生存时间，提高生活质量

实践证明，凡是那些性格豁达、反应策略积极、负性情绪少的癌痛患者生存时间较长，反之生存时间较短。

（二）以语言为主的心理治疗

心理治疗又称精神治疗，是运用心理学的原则和方法，治疗患者的心理、情绪、认知与行为有关的问题，治疗的目的在于解决患者所面对的心理困难和生活事件，以减少焦虑、忧郁、恐慌等精神症状以及这些精神症状所造成的躯体症状。改善患者的非适应行为，包括对人对事的看法和人际关系，并促进人格的成熟，能以较适当的方式来处理心理问题及适应生活。以语言为主的心理治疗主要采用言语交谈的会诊形式，经由若干期间进行心理上的治疗工作。

1. 支持性心理治疗

我们把对患者的指导、劝解、疏导、鼓励、安慰、心理保证均作为支持性精神治疗的内容，应用范围极广。支持疗法的目的是加强精神活动的防御能力，控制和恢复对环境的适应平衡。即使疾病已发展到晚期阶段也可通过支持疗法，引导他们面对现实。在患者临终时也可用支持疗法，使他们平静地离去。

进行支持疗法时，治疗医师必须热心对待患者，对他们的痛苦寄于高度同情，即使他们的想法和做法不妥，也要尊重他们。

2. 认知疗法

认知疗法是最近 20 年发展起来的一种心理治疗系统，它通过改变人的认知过程和由这一认知过程所产生的观念来纠正本人的不良情绪和行为。治疗的目标不仅针对行为和情绪的外在表现，而且分析患者的思维活动，找出错误的认知，加以纠正。认知疗法在实践和方法上吸取了行为科学的理论和方法，强调要发现并解决当前存在的现实问题。

建立良好的医患关系是整个治疗过程中的关键，因为没有良好的医患关系就不可能纠正患者的错误观点，就像朋友的话容易听得进去一样，应平等地对待患者，让癌痛患者能够积极地参与治疗，共同努力纠正错误的认知。而不要让癌痛患者总是处于被动接受的地位，更不要让患者总是处于一种受批评的感觉状态。

首先，应充分了解癌痛患者的主要症状、有关的情绪、行为及思维表现，以及个人内在的因素和环境因素。其次，耐心地倾听，在取得充分信任的基础上让患者了解认知疗法的基本原则与方法，结合病情指导患者如何自我监察，如何安排自己的行为；学会如何辨别自己特殊的错误认知，如何逐步建立正确的和合乎常理的认知并改善情绪的行为。

在治疗开始，应让患者充分列出他存在的症状及其思维和情绪反应。治疗医师应根据患者反应的具体情况，依次由易到难，逐步深入，分阶段地合理安排治疗进程时间表。逐步分析患者认知的歪曲，并与患者共同讨论合理化的思维模式。每次治疗完毕要布置一周的家庭作业。

（三）操作性心理治疗

操作性心理治疗主要是指行为疗法，这种治疗方法是基于实验心理学的原理，帮助患者消除旧的不良行为模式，并建立起新的行为模式。行为疗法的基本原理如下。

1. 条件反射理论

条件反射有时对人体有利，有时则对人体不利，如晚期胃癌患者，在几次进食后呕吐、胃痛以后，很快地建立了不良的条件反射，进食时甚至一看到食物就会发生呕吐和胃痛。在治疗过程中要注意发现哪些症状可能和条件反射有关。

2. 学习理论

无论是简单的还是复杂的行为，都是学习的结果，其规律如下。①频因律：对某一刺激发生行为反应的次数越多，那么这一行为反应就有可能被固定下来，并在以后遇到相同刺激时发生。②近因律：某一行为反应发生的时间与某一刺激越接近，那么这一行为反应就越有可能被固定下来，并在以后遇到相同刺激时发生。学习理论强调学习的作用，认为无论任何行为，都可以通过学习而获得，这一理论指导我们要鼓励患者向抗癌“明星”学习，组织一些抗癌“明星”在一起交流经验，起到良好的示范和学习作用。③强化作用：一些学者认为行为的目的不是为了奖赏就是为了逃避惩罚。最初，动物对同一刺激可能会做出几种不同的反应，但只有那些给自身带来好处的反应更容易与这一刺激相连结，并在这一刺激重现时更有可能再发生。利用强化作用的原理，在给患者进行心理治疗时，只要患者取得进步，就要给予精神上和物质上的奖励。

（四）药物性心理治疗

抗抑郁药是一种主要用于治疗各种抑郁状态的药物，以往仅有单胺氧化酶抑制剂（MAOI）和三环类抗抑郁药（TCA）两大类。由于精神药物的发展，一些化学结构和药理作用与经典三环类不同的非典型新型抗抑郁药相继问世。不典型抗抑郁药包括新的三环类及一、二、四环结构的化合物，统称环类或杂环类抗抑郁药（HCA），其对单胺类递质摄取的抑制作用更具有特异性。

1. 三环类抗抑郁药

三环类抗抑郁药是目前治疗抑郁症的首选药物。

（1）体内过程：TCA 的吸收、分布和代谢与酚噻嗪类药物相类似，口服吸收快，血药浓度 2~8 小时达到峰值，主要分布于脑、心、肝等组织，脑中以新皮质、旧皮质，海马和丘脑的药物含量较高。

大约 90%的 TCA 与血浆蛋白紧密结合，仅 10%是游离的，故急性中毒时，用血液透析难以清除。50%的丙米嗪是通过胆汁再经过肝肠循环，大约2/3从尿中排出，其余从肠道排出。TCA的血浆清除半衰期（$T_{1/2}$）平均为30~48小时，仲胺类较长，其中普罗替林最长，大约80小时。某些新的非三环类药物则较快。

TCA的药理作用和机理较为复杂，涉及中枢神经系统很多重要生理作用的递质以及受体。

（2）药理作用：神经递质在神经元内合成，释放后又重返神经末梢，称摄取和重摄取过程，是防止受体过度兴奋的一种机理。如此机理被药物阻断，则可急性加强神经传导。如摄取过程持续阻断，最终将减慢神经传导。这是因为受体密度代偿性下调（即低敏）。很多抗抑郁药物通过不同机理使受体对儿茶酚胺发生低敏。

（3）临床应用：TCA有提高心境、缓解焦虑、增进食欲、改善睡眠等作用，是当前治疗抑郁症的首选药物，对内源性抑郁、非内源性抑郁和各种抑郁状态均有效，有效率为80%。如能辅以心理治疗或锂盐、T_3等，可使治愈率和有效率进一步提高。

（4）剂量和用法：TCA的治疗指数低，尤其是叔胺类TCA，剂量范围因受镇静、抗胆碱能和心血管毒不良反应的限制，要比吩噻嗪类药物狭窄得多。一般为50~250 mg/d，个别患者的用量可能稍大，但是超过此剂量效果不一定更好，相反毒不良反应更多。一般从小剂量25 mg开始，以后酌情每隔2~3天增加25~30 mg。有振奋激活作用的地昔帕明和普罗替林应在早、午服用，适用于迟滞性抑郁症患者。镇静作用强的阿米替林、多塞平，可在午、晚服用，适用于焦虑、激动、失眠的患者。大多数TCA因$T_{1/2}$长，可每日服1次，如剂量大可分2~3次服。如剂量不大，可晚间1次服用。

（5）过量与急性中毒：TCA类药物如丙米嗪1次吞服1.25 g以上（25 mg×50片，大约为最高有效剂量的5倍）可致死，尤其是老年人和儿童。致死率远远比酚噻嗪类药物高，占药物死亡的第三位。各种TCA包括多塞平过量均可致死，非TCA类药物如马普替林、异戊塞平也如此。

2. 抗焦虑药

抗焦虑药主要是用以减轻焦虑、紧张、恐惧、稳定情绪，兼有镇静催眠作用的药物，一般不引起自主神经系统症状和锥体外系反应。

（1）常用的药物：抗焦虑药以往称为弱安定药，属于这一类的主要有苯二氮䓬类，其次为丙二醇类，抗组胺的二苯甲烷类，抗抑郁药的三环类和MAOI，β肾上腺素能阻滞剂和近年发现的苯二氮䓬类抗焦虑药丁螺环酮。

（2）临床应用：抗焦虑药不仅用于精神科，也作为辅助用药用于癌痛患者，以缓解焦虑、紧张、稳定情绪、安眠、镇静。对于多种原因引起癌痛患者的失眠均有效，入睡困难者可选用 $T_{1/2}$ 短的苯二氮䓬类药物，如阿普唑仑、三唑仑、替马西泮；早醒者可选用硝西泮、艾司唑仑和氟西泮。

本类药物的最大缺点是其多种药理作用均易产生耐受性。另一缺点是长期应用可产生依赖性，包括精神依赖性和躯体依赖性。突然停药可引起戒断症状如失眠和焦虑加重、肌肉颤搐、震颤、头痛、恶心、多汗、视力模糊。在一些患者突然停药甚至可诱发癫痫。

参考文献

[1] 邓小明，姚尚龙，曾因明 .2017 麻醉学新进展［M］. 北京：人民卫生出版社，2017.

[2] 吴新民 . 麻醉学高级教程［M］. 北京：人民军医出版社，2015.

[3] 俞卫锋，石学银，姚尚龙 . 临床麻醉学理论与实践［M］. 北京：人民卫生出版社，2017.

[4] 田玉科 . 麻醉临床指南［M］. 第 3 版 . 北京：科学出版社，2017.

[5]（美）Larry F. Chu，（美）Andrea J. Fuller. 实用临床麻醉学［M］. 金鑫译 . 北京：科学技术出版社，2017.

[6] 高关慧，崔晓光 . 地塞米松在周围神经阻滞中应用的研究进展［J］. 实用药物与临床，2016，19（7）：913-916.

[7] 古妙宁 . 妇产科手术麻醉［M］. 北京：人民卫生出版社，2014.

[8] 严卫锋，宫延基 . 产科麻醉安全的问题与对策［J］. 中医药管理杂志，2016（11）：141-143.

[9] 孙增勤 . 实用麻醉手册［M］.6 版 . 北京：人民军医出版社，2016.

[10] 杨志海，陈斌，尤匡掌 . 创伤休克患者的手术麻醉处理方案及效果观察［J］. 浙江创伤外科，2017，22（5）：1001-1002.

[11] 李文生，陈晓冬 . 眼科手术麻醉并发症的预防和处理［J］. 中华实验眼科杂志，2017，35（5）：391-395.

[12] 陈志扬 . 临床麻醉难点解析［M］.2 版 . 北京：人民卫生出版社，2015.

[13] 崔苏扬，黄宇光 . 脊柱外科麻醉学［M］.2 版 . 南京：江苏科学技术出版社，2016.

[14] 邓小明，姚尚龙，于布为，等 . 现代麻醉学［M］. 北京：人民卫生出版社，2014.

[15] 郑宏 . 整合临床麻醉学［M］. 北京：人民卫生出版社，2015.

[16] 王波 . 冠心病患者进行非心脏手术麻醉方法的研究进展［J］. 中西医结合心血管病杂志（电子版），2017，5（8）：22-22.

[17] 张兴安，秦再生，屠伟峰．静脉麻醉理论与实践［M］．广州：广东科技出版社，2015.
[18] 中华医学会麻醉学分会．中国麻醉学指南与专家共识［M］．北京：人民卫生出版社，2014.
[19] 王勇．浅谈椎管内麻醉的特点［J］．中国卫生标准管理，2015，6（7）：34-35.
[20] 韩晓玲．神经外科手术麻醉的研究进展［J］．继续医学教育，2016，30（1）：138-139.